一招一式

皆养生

北京中医药大学中医养生康复学学士

针灸推拿学硕士、中医气功学博士

首都体育学院武术与养生教研室副教授

少林八段锦、易筋经传人

茹凯 著

国医
国术最养生

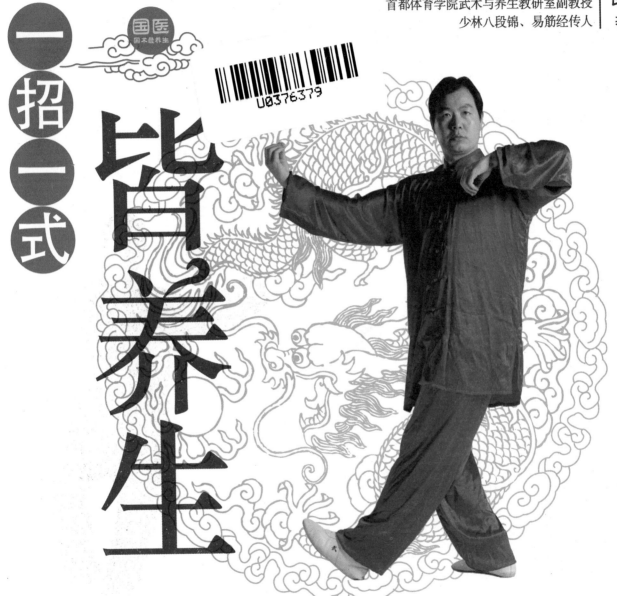

吉林科学技术出版社

图书在版编目（CIP）数据

一招一式皆养生 / 茹凯著. -- 长春：吉林科学技
术出版社，2014.11
ISBN 978-7-5384-8497-7

Ⅰ. ①一… Ⅱ. ①茹… Ⅲ. ①养生（中医）—基本知
识 Ⅳ. ①R212

中国版本图书馆CIP数据核字(2014)第263951号

一招一式皆养生

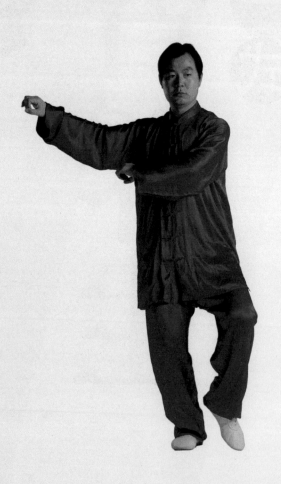

著　茹　凯
出 版 人　李　梁
策划责任编辑　孟　波　孙　默
执行责任编辑　梅洪铭
装帧设计　长春市墨工文化传媒有限公司
开　　本　889mm×1194mm　1/20
字　　数　200千字
印　　张　12.6
版　　次　2015年2月第1版
印　　次　2015年2月第1次印刷

出　　版　吉林科学技术出版社
发　　行　吉林科学技术出版社
地　　址　长春市人民大街4646号
邮　　编　130021
发行部电话 / 传真　0431-85677817　85635177　85651759
　　　　　　　　　　　　　85651628　85600611　85670016
储运部电话　0431-86059116
编辑部电话　0431-85659498
网　　址　www.jlstp.net
印　　刷　长春第二新华印刷有限责任公司

书　　号　ISBN 978-7-5384-8497-7
定　　价　35.00元

内容简介

举手投足都是"药"，一招一式保健康。人人都能练，练了就有效。

把古老的中医健身功法融入每天生活之中，选择适合自己的招式，随时随地可以锻炼。不花一分钱，就找到养生保健的灵丹妙药。古法今用，传统养生法，养护身心活天年。

最好的养生就是每天运动30分钟。

最好的修身养性就是每天坚持运动30分钟。

吃出病、喝出病，运动好了，不得病、精神好、身材好、心情好。

全套动作简明易记，运动量适度，其每节动作的设计，都能够针对一定的脏腑或疾病进行保健与治疗，适宜各年龄层次的观众练习，尤其对上班族的亚健康状态有明显改善作用。

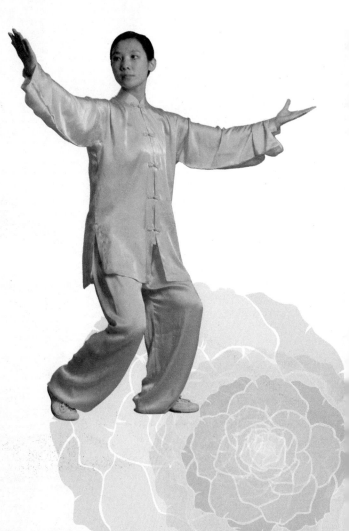

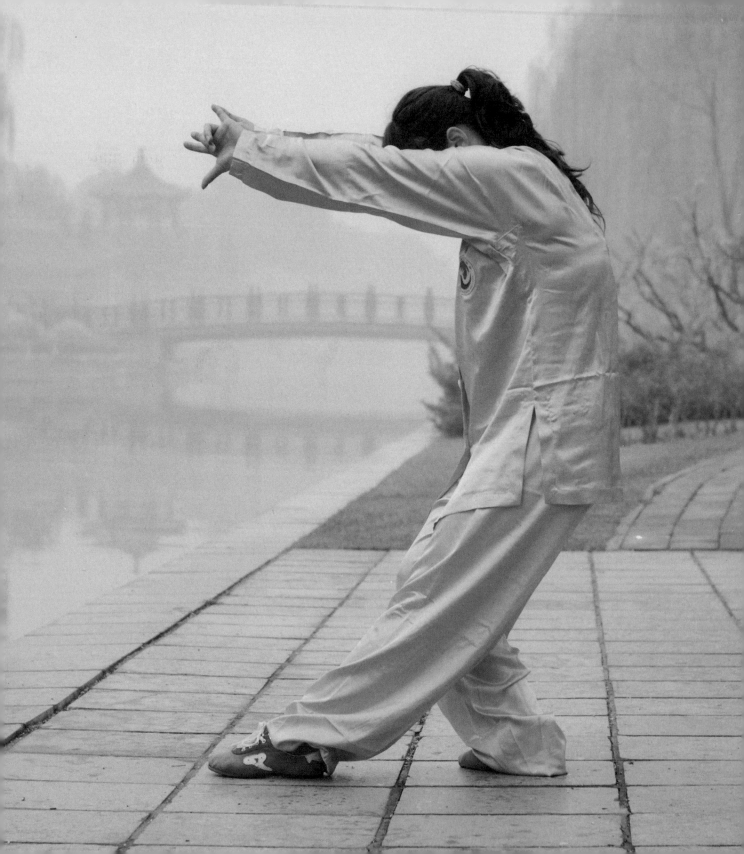

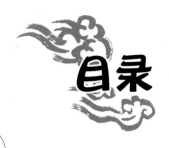

目录

第一章　从头到脚，把每个部位都练到

第二章　给身体充电，24小时中的健身运动

第三章 由外养内，小运动换来大健康

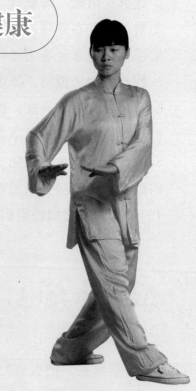

第四章　学学提精气、疏气血的养生健身法

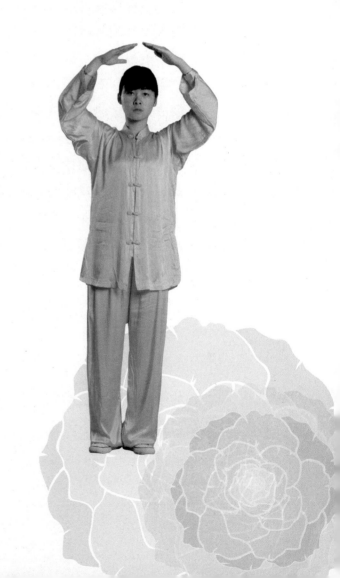

第五章 **给上班族、久坐族准备的简单健身法**

第六章 **老寿星也想学的长寿健身法**

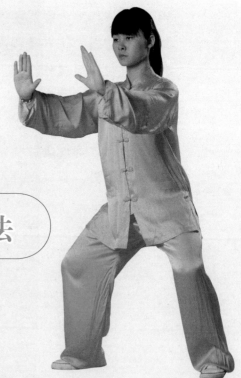

第七章 不花钱、不吃药，一招一式能治病

附录 一看就懂的十四经络详解

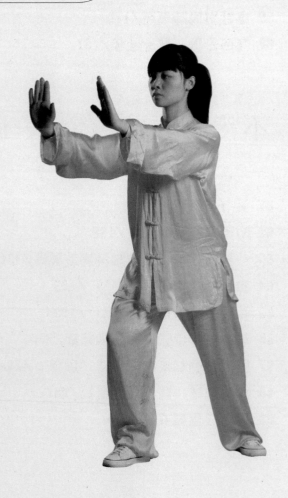

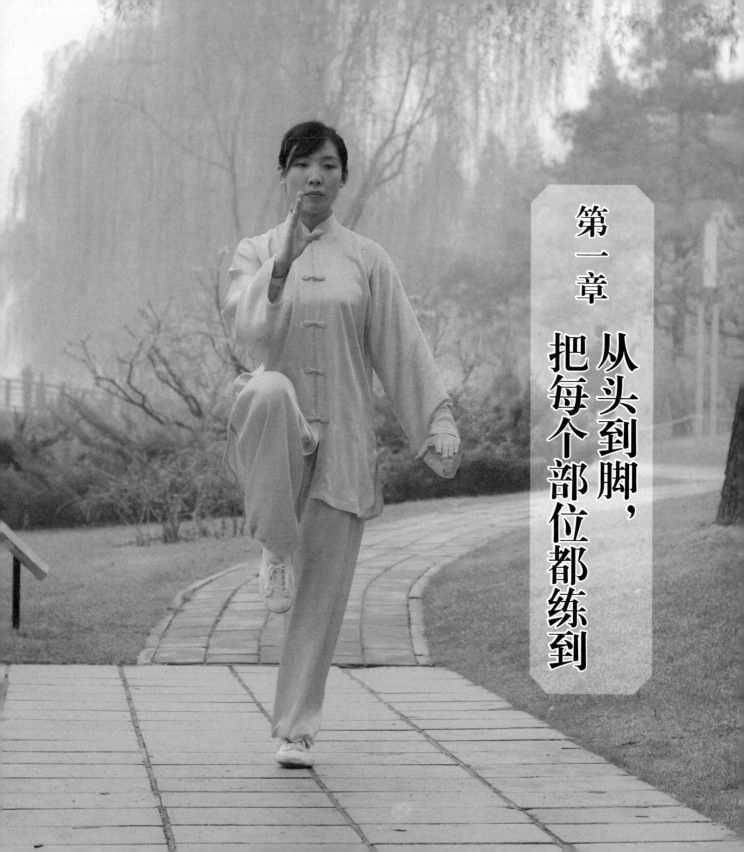

第一章

从头到脚，把每个部位都练到

1 头部：双峰贯耳赶走过敏性鼻炎

- 动作难度：★★☆☆☆
- 锻炼地点：家中、公园等较宽敞空间
- 锻炼时间：10分钟

【功 效】

双峰贯耳是太极拳中的一式，能让气血上行，调和人体内的阴阳，增强免疫力，让你摆脱过敏性鼻炎、鼻塞、鼻痒鼻涕不断的烦恼。（适用人群）所以，这个招式非常适合过敏性鼻炎、中耳炎、肩背酸痛及中风康复期的患者练习。下面我具体介绍一下双峰贯耳的练习方法。

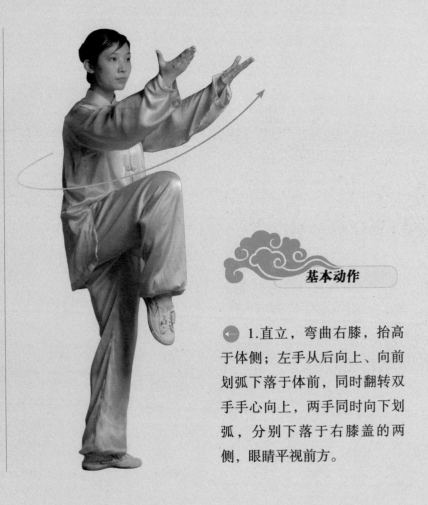

基本动作

1.直立，弯曲右膝，抬高于体侧；左手从后向上、向前划弧下落于体前，同时翻转双手手心向上，两手同时向下划弧，分别下落于右膝盖的两侧，眼睛平视前方。

2.随后，右脚向右前方落下，重心慢慢向前移，成右弓步，面向右前方；同时两手下落于左右腰际。

3.两手慢慢变成拳，分别从两侧向上、向前划弧贯拳至面部前方，两臂要用力，就好像一个铁钳在向内夹紧一个东西一样。两拳相对，高与耳齐，拳眼都斜向内下，两拳之间的距离为10~20厘米；眼睛看向右拳。

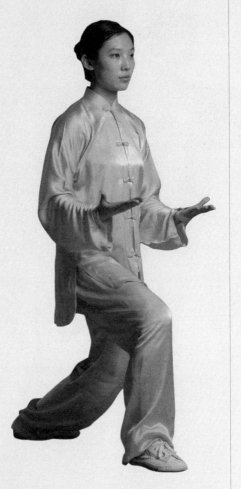

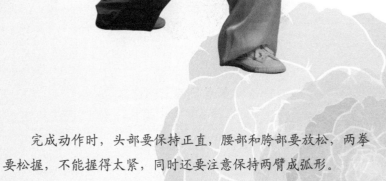

完成动作时，头部要保持正直，腰部和胯部要放松，两拳要松握，不能握得太紧，同时还要注意保持两臂成弧形。

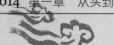

练习时的注意事项

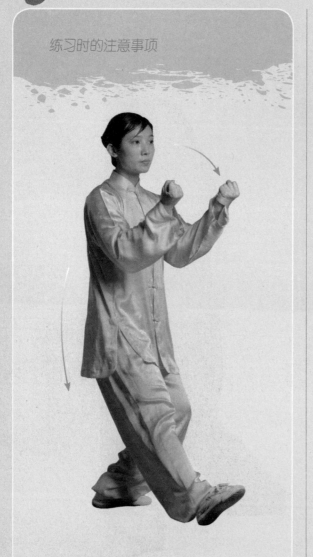

1.贯拳时，手臂要有向内夹的两股力量，这样手肘就不至于向外扩张，同时放松手肘和肩膀，避免出现耸肩的错误动作。

2.当完成动作时，有意识地抬头，眼睛看向右拳，同时伸直腰部，臀部稍稍向内收。

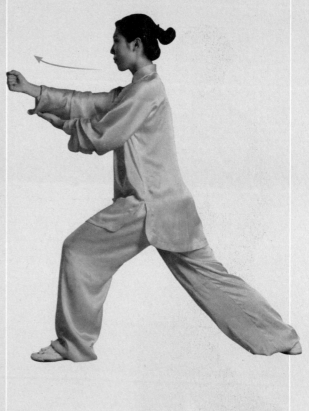

2 颈部：常捞"海底针"，颈椎不"生锈"

- 动作难度：★★☆☆☆
- 锻炼地点：家中、公园等较宽敞空间
- 锻炼时间：10分钟

功效

海底针转腰俯身前探的动作有调节督脉气血的作用，能够防治颈椎病。另外，由于督脉循行于脊柱之中入络于脑，与脑和脊髓都有密切的联系，所以这一式还能防治头脑与脊髓的疾病。海底针插掌的动作将心经之气引至左右手末端的少冲穴而出，能够疏通心经，能够防治心肌炎等多种心脏病。

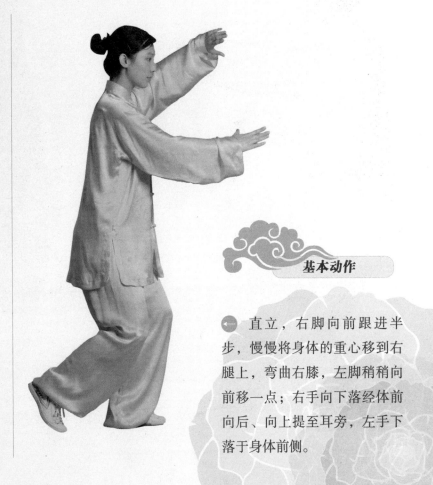

基本动作

→ 直立，右脚向前跟进半步，慢慢将身体的重心移到右腿上，弯曲右膝，左脚稍稍向前移一点；右手向下落经体前向后、向上提至耳旁，左手下落于身体前侧。

左脚尖点地，成左虚步；同时，身体稍向右转，右手从耳旁斜向前下方插出，掌心向左，指尖斜向下；与此同时，左手向前、向下划弧落于左胯旁，手心向下，指尖向前；眼睛看向前下方。

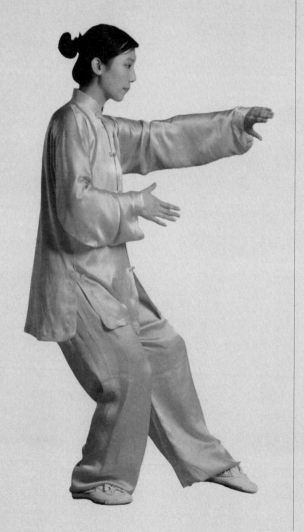

练习时的注意事项

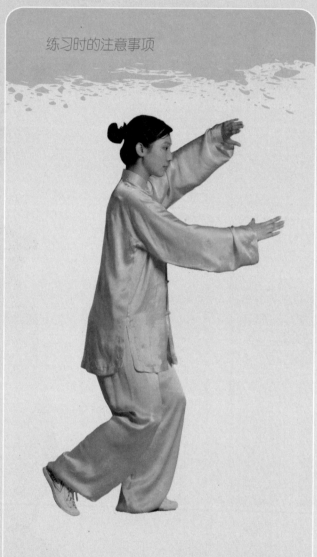

完成动作时，上身要微微向前倾，左腿要微微弯曲，但要避免低头、弓腰和翘臀的错误动作，要始终保持头部、颈部和上身的端正。

3 肩部：左右开弓，给肩部松绑

- 动作难度：★ ★ ★ ☆ ☆
- 锻炼地点：家中、公园等较宽敞空间
- 锻炼时间：20分钟

【功 效】

1.左右开弓，好似弯弓射箭一样的姿势，可以充分地展开肩头，有扩胸的作用，可以刺激督脉和背部的俞穴；同时，这一式还可以刺激手三阴三阳经，并且调节手太阴肺经等经脉之气。

2.动作中，马步下蹲的姿势，对于下肢也有很好的锻炼作用，可以有效地锻炼下肢肌肉的力量，提高平衡和协调能力；同时，还能提高前臂和手部肌肉的力量，及手腕关节和手指关节的灵活性。

3.展肩扩胸，还有利于矫正不良姿势，比如驼背及肩内收等等，能够很好地预防肩、颈这些容易劳损的地方发生疾病。

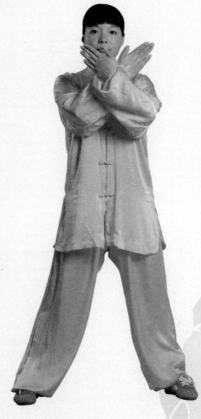

基本动作

1.身体的重心向右移；左脚向左侧开步站立，两腿的膝关节自然伸直；与此同时，两掌向上交叉在胸前，左掌在外，两掌心向内；眼睛看向前方。

2.上半身的动作不停。两腿徐缓屈膝，半蹲成马步的状态；同时，右掌屈指成"爪"形，向右拉到肩前；左掌形成八字掌，左臂内旋，向左侧推出，与肩膀同高，左腕，掌心向左，犹如拉弓射箭之势；动作略停；眼睛看向左掌的方向。

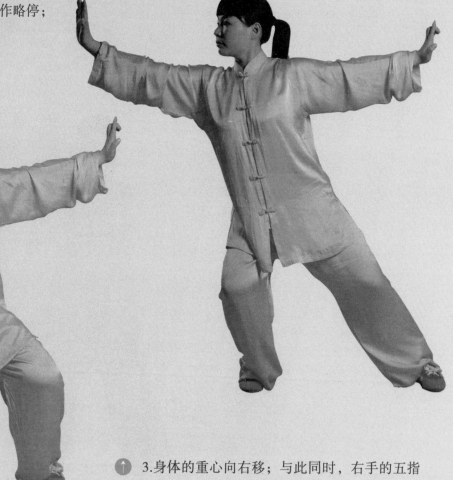

3.身体的重心向右移；与此同时，右手的五指伸开成掌，向上、向右划弧，与肩同高，注意指尖要朝上，掌心斜向后；眼睛看向右掌。

4.上半身的动作不停。重心继续向右移；左脚回收，形成并步站立的状态；同时，两掌分别由两侧落下来，一直捧到腹部前面，注意两手的指尖要相对，直至在腹前交叉掌心向上；眼睛看向前方。

5.重复上述四步动作，只是左右的方向是完全相反的。一左一右为一遍，共做三遍。

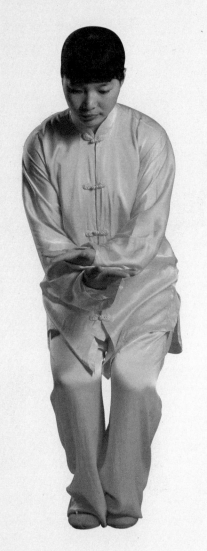

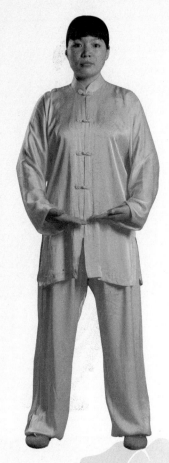

当做到第三遍的最后一个动作时，身体的重心继续向左移动，而右脚要收回来，形成开步站立的姿势，注意两脚要与肩同宽，膝关节微微弯曲；同时，两掌分别由两侧落下来，捧在腹前，两手的指尖相对，掌心向上；眼睛看向前方。

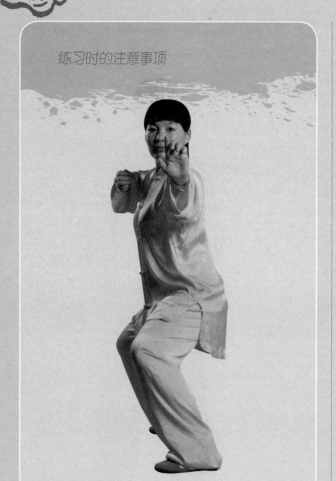

练习时的注意事项

1.侧拉的手，注意五指要并拢趁紧，肩臂要放平。

2.在动作2中，当手掌形成八字掌，向侧面撑出去的时候，一定要"沉肩坠肘"，把肩膀放沉，不要虚浮，同时屈腕，竖指，掌心涵空。

3.动作2一个很重要的下身动作，就是蹲马步。蹲马步这个姿势，在许多养生功法中运用得非常普遍，但是有些年老的人，或者是长期体质虚弱的人，在蹲马步的时候可能会觉得非常吃力，在这种情况下，可以自行调整马步的高度。

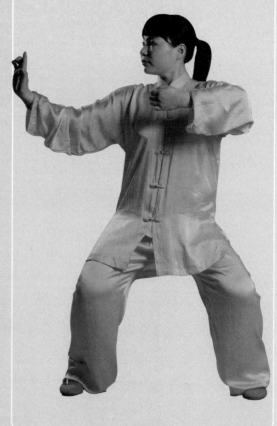

4 手部：虎举让手指更灵活

- 动作难度：★ ★ ★ ☆ ☆
- 锻炼地点：家中、公园等较宽敞空间
- 锻炼时间：20分钟

【功 效】

1.两掌举起，吸入清气；两掌下按，呼出浊气。这样一升一降，便可疏通三焦之气，可以很好的调理了三焦功能。

2.练习虎举，还可以增强双手的握力，并改善上肢远端关节的血液循环，可以使上肢得到很好的锻炼。倘若你有什么腱鞘炎呀，或者两手无力呀，又或者在寒冷的冬季，感觉双手冰凉，你都可以通过十指伸开，屈指变虎爪，握拳这么一个动作来对自己的身体进行改善。

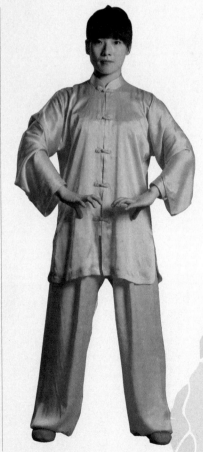

基本动作

← 1.预备式。两手的掌心向下，十指尽量向外撑开，再弯曲成虎爪状，同时眼睛看向两掌。

⬇ 2.然后将两手向外旋，先弯曲小指，再依次弯曲其余的四指，握成拳头，两拳在体前缓缓向上提。

⬇ 3.当两拳上提至肩膀前面时，向外撑开十指，继续向上举至头顶上方，再弯曲手指成虎爪状。这时，我们应抬头看向两个手掌。

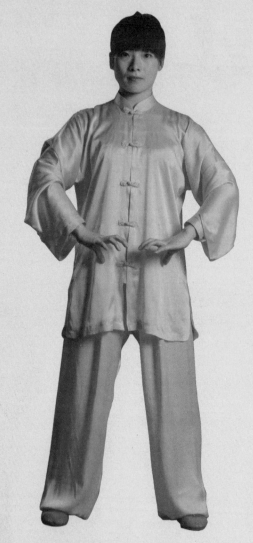

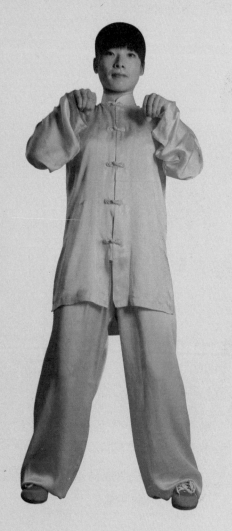

⬆ 4.接着两掌向外旋并且握拳，拳心相对，眼睛看着两个拳头。将两拳向下拉至肩膀前时，松开手指，变成掌，并向下按。

⬆ 5.双掌沿着体前向下落至小腹前，然后用力撑开十指，掌心朝下，眼睛看向两个手掌。

1.在十指撑开、弯曲成"虎爪"和外旋握拳这三个环节中，都要贯注内劲。

2.眼神要跟随手动。当两掌举至头顶上，要向上抬头，眼睛注视着两掌。当两掌下按于小腹前时，眼睛同样要看向两掌。

3.在练习虎举时，要把握好意念的转换。两掌向上举的时候，如同托着一个重物一般，尽量向上提胸，向内收紧腹部，充分地拉长身体；两掌下按的时候，则好似拉双环一般，要尽量向内含胸，放松腹部，并且要做到气沉丹田。

4.虎举的动作还要与呼吸密切配合。当双手向上举时，应该吸气，当双手下落时则要呼气。这种呼吸方法通常适合呼吸比较深长、动作较快的练功者。如果您的呼吸比较浅，呼吸频率比较快，而且动作相对较慢的话，那么您不妨采用另外一种呼吸方法：当双手向上提至肩膀前时配合吸气，举至头顶上方配合呼气；当双手下落至肩膀前时再吸气，双手下按于小腹前时再呼气。

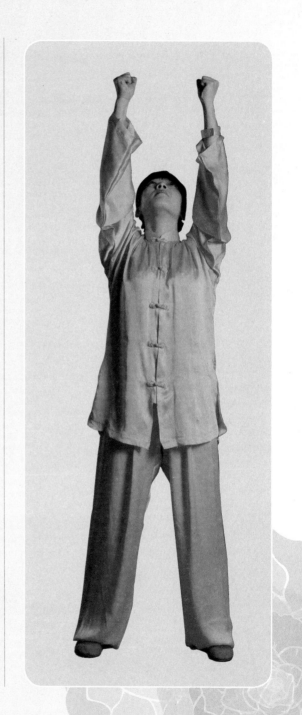

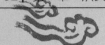

5 胸部：如封似闭，练出铁桶一样的胸部

- 动作难度：★★☆☆☆
- 锻炼地点：家中、公园等较宽敞空间
- 锻炼时间：10分钟

【功 效】

1.如封似闭一式能够刺激手太阴肺经上的尺泽穴和手少阴心经上的极泉穴，因此对呼吸系统疾病和心脏类疾病都有较好的防治功效。

2.尺泽穴的位置与肱二头肌肌腱相近，而肱二头肌的作用是曲肘，所以练习如封似闭一式还能防治肘关节痉挛。

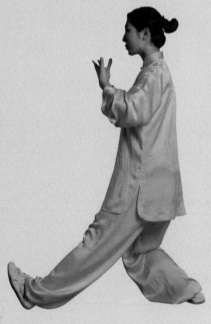

基本动作

← 1.直立，左手由右腕下向前伸出，右拳松开变成掌，两手手心逐渐翻转向上并慢慢分开回收至体前；同时身体向后坐，左脚尖向上翘起，身体的重心移到右腿上，弯曲右膝；眼睛平视前方。

2.接着，两手在胸前向外翻掌，向下经腹前再向上、向前推出，两手手腕与肩同高，手心向前；同时，左腿向前弓，右腿伸直，成左弓步；眼睛平视前方。

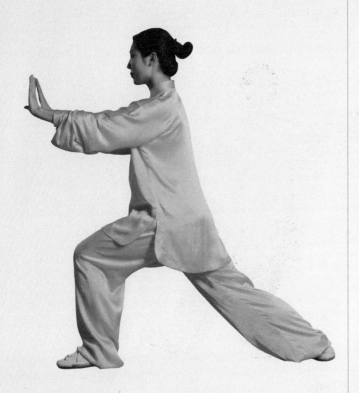

练习时的注意事项

1.上身向后坐时，不要向后仰，也不能向后翘臀。两手向内回收时，应该稍微向外松开肩部和肘部，不要直着收回。

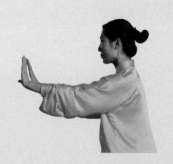

2.两手向外推时，两手之间的宽度不要超过两肩。

6 腰部：左右倒卷肱，腰痛不用愁

- 动作难度：★★★★☆
- 锻炼地点：家中、公园等较宽敞空间
- 锻炼时间：15分钟

【功 效】

1.左右倒卷肱一式能够刺激手三阴、手三阳经脉，从而带动全身经脉的运行，有利于全身气血的调理。

2.以腰部的扭转带动手脚的运动，能够放松紧张的腰部肌肉，有助于防治腰痛症。

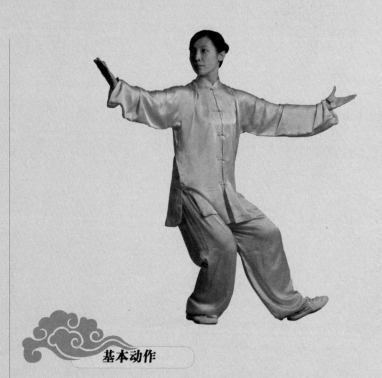

基本动作

⬆ 1.与上式相接。上身向右转，翻转右手手掌，手心向上，接着右手经腹前从下方向后上方划弧平举，稍稍弯曲左手手肘，随即翻转左手手掌，手心向上，眼睛先随着身体向右转看向右方，再转向前方看向左手。

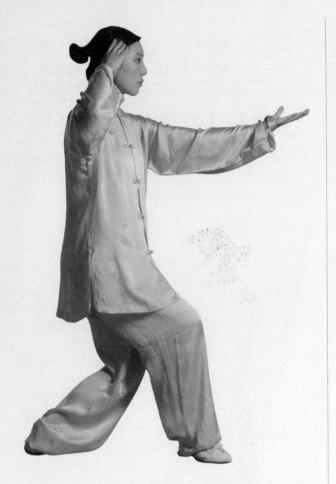

↑ 2.右臂屈肘折向前,.接着右手从耳旁向前推出，手心向前；左臂屈肘向后撤，撤至左肋外侧，手心朝上；同时，提起左脚，轻轻向后退一步，稍微偏向左，先以前脚掌着地，再全脚掌慢慢踏实地面，将身体的重心移到左腿上，形成右虚步，右脚随着身体的转动以脚掌为轴心转正；眼睛看向右手的方向。

↓ 3.上身微微向左转，同时左手由下向后上方划弧平举，手心向上，右手随即翻掌向上；眼随手动，先向左看，再转向前方看右手。

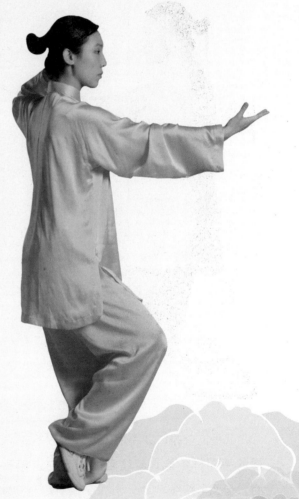

重复动作2，但注意方向左右相反。重复动作3，同样方向左右相反。

练习时的注意事项

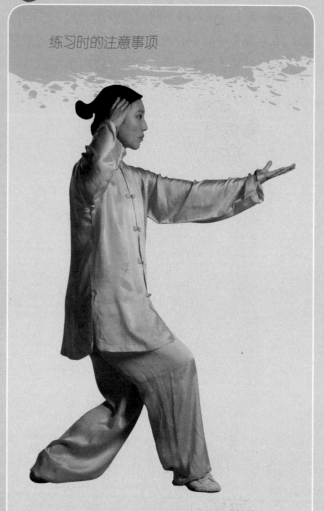

3.退步时，先以前脚掌着地，再慢慢全脚踏实地面，同时，前脚随着身体的转动，以脚掌为轴扭正。退左脚略向左后方斜，退右脚略向右后方斜，避免使两脚落在同一条直线上。

4.后退的时候，眼睛随着转体的动作先向左右看，再看向前手。

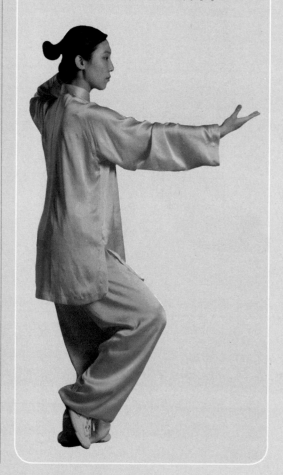

1.手向前推时，手肘不要伸得过直，向后撤的手同样不能直着往回抽，而应该弯曲手肘，走弧形路线。

2.双手前推后撤时，两手的速度要一致，同时要尽量放松腰部和胯部，避免动作僵硬。

7背部：一招打造健康脊柱

- 动作难度：★★☆☆☆
- 锻炼地点：家中、公园等较宽敞空间
- 锻炼时间：10分钟

【功 效】

1.这一组动作，通过身体向前屈，以及抬头、掉尾，以及目视尾闾的左右屈伸运动，可使诸阴之海的任脉、诸阳之海的督脉，和手少阳三焦经、手太阴肺经、足阳明胃经等全身气脉，在以前各种动作锻炼的基础上，得到更好的调和。同时，向后扭转脊柱，刺激了脊柱周围肌肉及穴位，提高了脊柱的柔软性和韧性，滋养了整个脊柱，加强了整个脊柱的功能。练完这组动作后，会全身感觉舒适，放松，头脑清醒，精力充沛。

2.如文献口诀中所说的"膝直膀伸，推手至地"，也就是两手缓缓下按，撑至地面，四肢伸直，头向上抬，强化了腰背肌肉力量的锻炼力度。

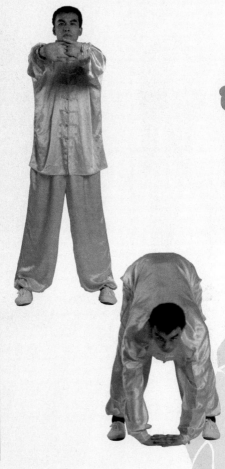

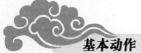

基本动作

1.自然直立，双手紧紧捂耳，感觉到有气贯到耳中，然后，用两手猛力拔离双耳（即拔耳）。两腿保持挺直，两臂自然向前伸，十指交叉相握，掌心向内。然后，胳膊肘微微弯曲，翻掌将手向前伸，掌心向外。然后又屈肘，转掌心向下内收于胸前；身体前屈塌腰、抬头，两臂下垂伸直，两手交叉缓缓下按，直至地面；目视前方。

⬇ 2.做这一组动作时，让头尽力向上昂，然后向左后方扭动，能充分地活动颈椎关节，同时，臀部尽力向左前方扭动；眼睛望向尾闾穴，即尾骶骨末节。

⬇ 3.保持上一势，两手十指交叉不动，凝神片刻，身体放松，头缓缓归位，臀部也回到原位。

⬇ 4.然后，换方向，头尽力向右后方扭动，同时，臀部相应地向右前方扭动；目视尾闾穴。

⬇ 5.两手交叉不动，身体放松，还原归位。重复一至四动作3遍。

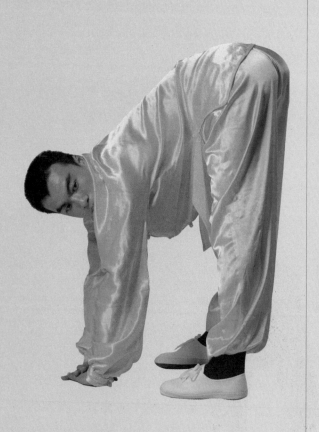

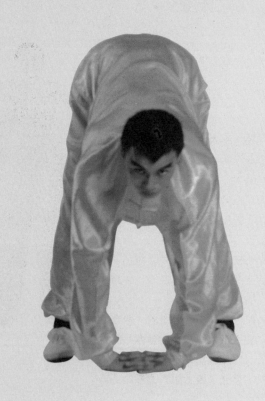

练习时的注意事项

1.双手拔耳时，一定要在紧捂耳朵的基础上，使大力拔离双耳。因为耳朵上穴位众多，大力拔耳，可以强刺激耳朵上的穴位。祖国医学认为："肾主藏经，开窍于耳"，人体的许多疾病，可由耳朵发出信号，比如肾气衰竭时便可引起耳聋、耳鸣，动脉硬化的人也常先发生耳聋。拔耳，不仅能增强耳朵的听力和身体的平衡能力，而且能起到养生保健的作用。

2.在转动头部，以及扭动臀部时，在方向上它们是相向的，二者趋于靠近状态，使脊柱弯曲的幅度加大，更好的锻炼了脊柱。

3.这一组动作，身体活动幅度大，对于患了高血压、颈椎病患者和年老体弱者，骨头老化了，头部转动时动作宜小而轻缓，不可大力向后转，伤了筋骨。同时，在双手往下直推时，不必强求一推到地，缓缓下按至膝前也可。另外，中老年体弱者，应根据自身情况调整身体前屈和臀部扭动的次数。

4.自然呼吸，且与动作融为一体，意念专一。

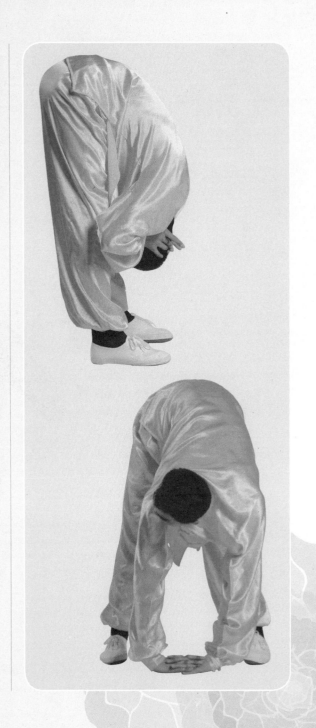

8 向狗熊学养生，预防"人老腿先老"

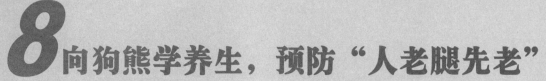

- 动作难度：★ ★ ★ ★ ☆
- 锻炼地点：家中、公园等较宽敞空间
- 锻炼时间：30分钟

【功 效】

1.身体左右摇晃这个动作，意在两胁，两胁位于胸部的两侧，即从腋下到肋骨尽处这个部位。肝正好居于胁下，肝经布于此处，一旦肝气郁结不畅，人往往会出现两胁胀痛的症状，正如《灵枢·五邪篇》中所说："邪在肝，则两胁中痛。"此外，中医认为"肝郁则侮脾"，肝失调又常常影响到脾的正常功能。熊晃一式中左右摇晃的动作，就是通过锻炼两胁，来达到调理肝脾的目的。肝脾相和，两胁的胀痛则不药而愈。

2.向上提髋的动作，以及脚步下落时传至髋部的震动感，都有助于增强髋关节周围的肌肉力量，并能提高人的平衡能力，对中老年人下肢软弱无力、髋关节损伤以及膝关节疼痛等中老年腿部毛病有极好的防治作用。

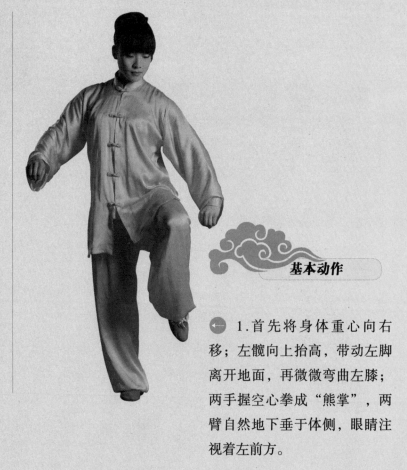

基本动作

1.首先将身体重心向右移；左髋向上抬高，带动左脚离开地面，再微微弯曲左膝；两手握空心拳成"熊掌"，两臂自然地下垂于体侧，眼睛注视着左前方。

2.然后将身体重心前移，左脚向左前方落地，全脚掌着地，脚尖朝前，弯曲左膝，伸直右腿；身体向右转，左臂内旋并向前方摆动，摆至左膝的前上方，拳心向左；右臂向后摆动，右拳摆至身体后方，拳心朝后；眼睛依然注视着左前方。

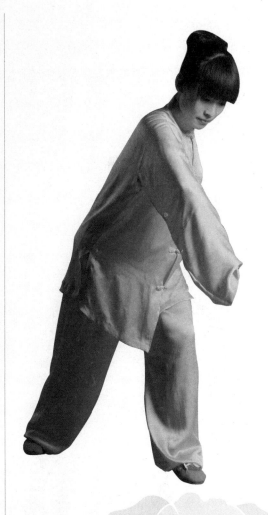

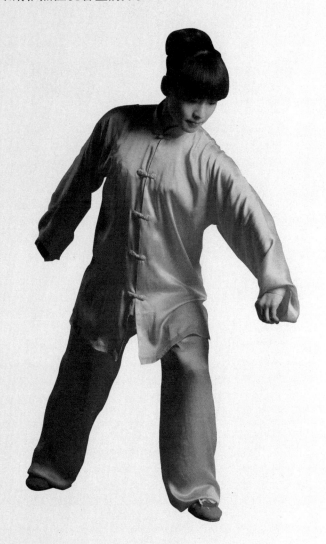

3.接着身体向左转，重心向后坐；弯曲左膝，伸直右腿；扭转腰部，并晃动肩部，以此带动两臂做前后的弧形摆动；右拳摆至左膝前上方，拳心朝左；左拳摆至身体后方，拳心向后；眼睛注视着左前方。

⬇ 4.将身体向右转，身体的重心向前移；弯曲右腿，伸直左腿；同时，右臂内旋向前摆动，右拳摆至右膝前上方，拳心朝右；左拳摆至身体后方，拳心向后；眼睛同样注视着右前方。

⬇ 5.两掌慢慢地向身体侧前方举起，至与胸同高的位置，掌心朝上；眼睛平视前方。

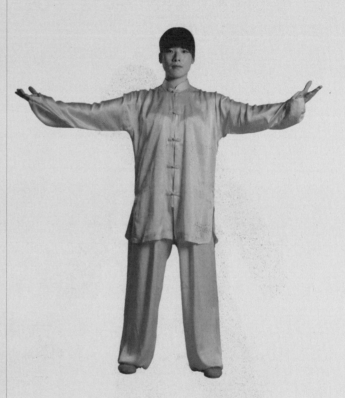

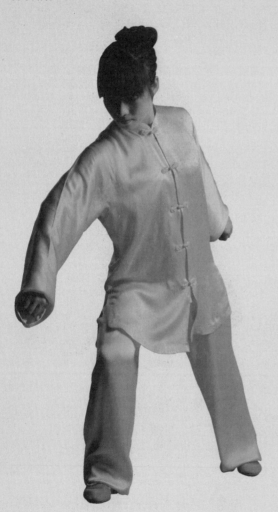

将上面的动作重复一遍，只不过动作左右相反。

再将动作1~5重复一遍，也就是左右各晃动两次之后，左脚向前迈步，与右脚平行站立；同时，松开两拳，双掌自然地下垂于身体两侧。

6.最后弯曲双手手肘，两掌内合下按，自然下垂于身体两侧；眼睛同样注视着前方。

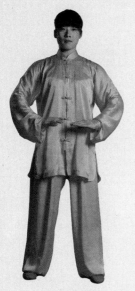

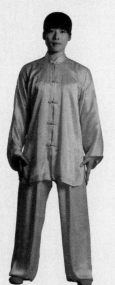

练习时的注意事项

1.先向上提髋，再抬腿，然后再微微屈膝，体会用腰侧肌肉群的收缩来牵动大腿向上提。

2.两脚分别向前移时，身体的重心也要同时向前移，并注意两腿之间的横向距离稍微比肩宽；脚落地时，要以全脚掌着地，落地有声，有震动感，并使这种震动感传至髋关节处，以便体现熊步的沉稳与厚实。

熊晃一式采用两次呼吸法，当提髋、收腹的时候吸气，脚步下落的时候，快速呼气一次；当身体重心后坐时，吸气，向前摆臂时，则应配合呼气。

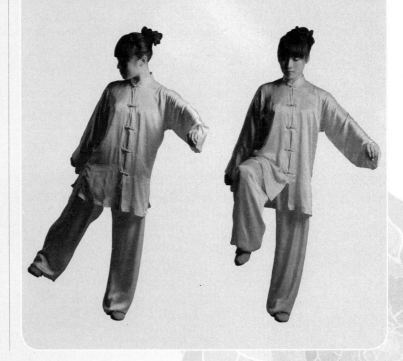

9 膝部：听听膝关节敲响的警钟

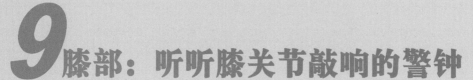

- 动作难度：★★☆☆☆
- 锻炼地点：家中、公园等较宽敞空间
- 锻炼时间：10分钟

【功 效】

1.左右搂膝、推掌的动作交替进行，能够使手三阴经、手三阳经得到锻炼，使人体的五脏六腑都得到气血的滋养，从而维持身体健康。

2.拗步的动作能够带动人体背部的命门穴和肾俞穴等重要的穴位，有助于调动人体气血。前面跟大家说过，气血不通，病在关节，就会导致关节炎，而左右搂膝拗步一式中，膝部的活动较大，因此它对于防治膝关节疾病有极佳的效果。

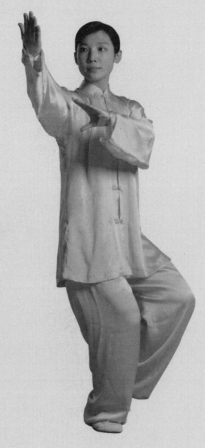

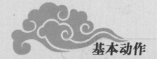

基本动作

1.右手下落于体前，从下向后上方划弧至右肩外侧，稍微弯曲右手手肘，右手的位置与耳同高，手心斜向上；左手从左下方向右上方划弧至右肩前侧，手心斜向下；同时，上身先微微向左转再向右转；左脚收到右脚内侧，左脚脚尖点地，眼睛看向右手。

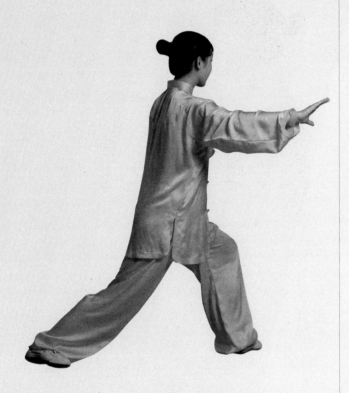

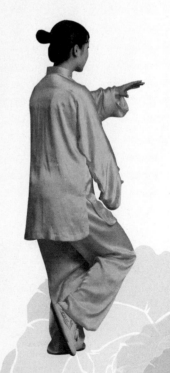

3.慢慢弯曲右膝，上身向后坐，身体重心移到右腿；接着翘起左脚尖并稍微向外撇，随后脚掌慢慢踏实，弯曲左膝，左腿前弓，身体向左转，身体的重心转移到左腿上，右脚收到左脚内侧，脚尖着地；同时，左手向外翻掌，由左后方向上划弧到左肩外侧，稍稍弯曲左手手肘，左手与耳同高，手心斜向上；右手随着身体的转动向上、向左下划弧落于左胸前，手心斜向下；眼睛看向左手。

2.上身向左转，左脚向前迈出成左弓步，左脚可以稍微向左偏一些；同时，弯曲右手，从耳朵旁边向前方推出，右手高与鼻尖平；左手向下从左膝前搂过落在左胯旁，左手指尖向前，眼睛看向右手手指。

重复动作2，但注意左右相反。重复动作3，同样左右相反。

练习时的注意事项

向前推掌时，肩部要放松下沉，肘部要向下垂，同时放松腰部与胯部，与弓步的动作协调一致。

无论做什么动作，身体都要中正安舒，不可前俯后仰。

搂膝拗步成弓步时，两脚之间的横向距离应该保持在10~30厘米。

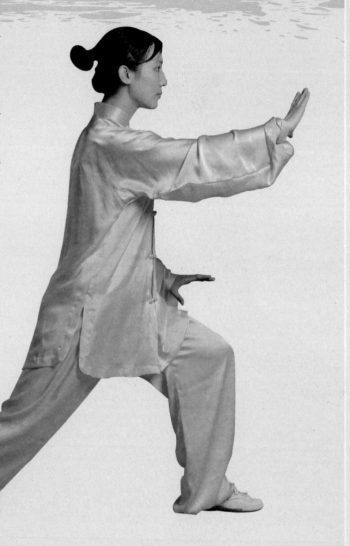

10 脚部：磕磕脚跟百病不扰

- 动作难度：★★☆☆☆
- 锻炼地点：家中、公园等较宽敞空间
- 锻炼时间：15分钟

〖功 效〗

1.熟悉人体经络穴位的人都知道，我们的脚趾，正好是足三阴经、足三阳经的交会之处，双脚的十趾紧紧抓地，可以刺激足部上那些相关的经脉，从而调节这些经脉相应的脏腑的功能；与此同时，颠足还可以刺激脊柱与督脉，使全身脏腑经络气血通畅，阴阳平衡。即使是在平时，许多养生学家也常常提倡多做颠足、脚趾抓地等动作，更何况是在咱们八段锦的养生功法中，"颠足跟"对于全身脏腑都有不小的益处。

2.颠足动作，不仅能促进脏腑的健康，而且颠足站立，还可以发展小腿后部肌群的力量，拉长足底的肌肉、韧带，提高人体的平衡能力。

3.在练习八段锦第八式时，落地时的震动，可以轻度地刺激下肢和脊柱各关节的内外结构，并使全身肌肉得到放松复位，有助于解除肌肉紧张。

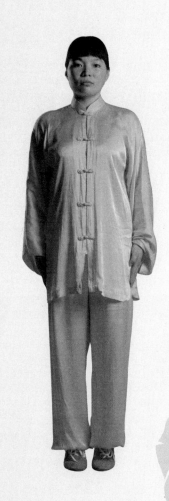

基本动作

1.直立；头部向上顶，双脚脚跟才抬起动作略停；双眼看向前方。

2.两脚跟下落，轻震地面；眼睛仍然看向前方。

本式一起一落为一遍，共做七遍。

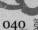

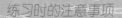
练习时的注意事项

1.当两脚的脚跟向上提的时候，脚趾一定要抓地，而脚跟要尽力抬起，同时两腿要并拢，百会穴上顶，略有停顿，掌握好身体的平衡。

2.脚跟下落时，咬牙，轻震地面，注意动作不要过急。

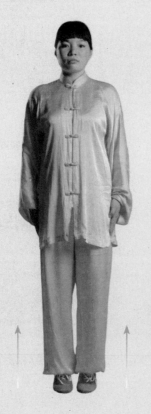

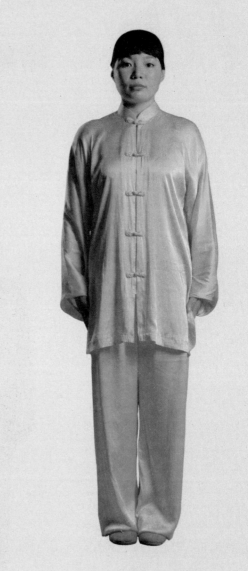

该组动作比较简单，不必给自己太大的心理压力，要全身放松，沉肩舒臂。

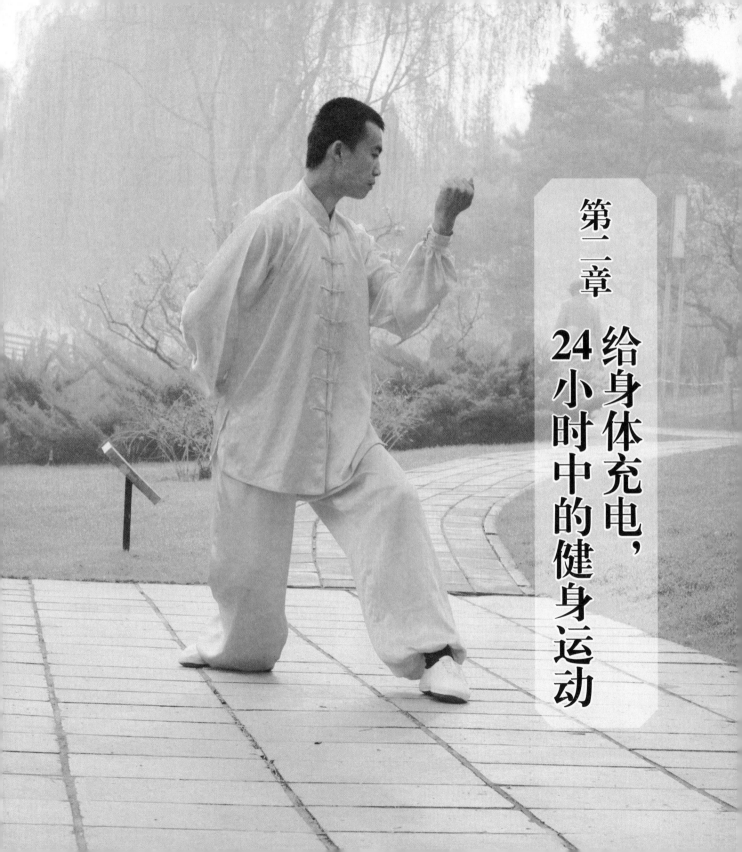

第二章

给身体充电，
24小时中的健身运动

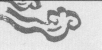

11 清晨醒来，把头脑和耳朵叫醒

- 动作难度：★★☆☆☆
- 锻炼地点：家中、公园等较宽敞空间
- 锻炼时间：15分钟

——【功 效】←

1.这一式的动作，既有动作，也有静养，可谓动静相兼。动作有"双手掌心压卷耳，双手十指扣天鼓"，静养为"观天攀足心自如"，动用了"肾开窍于耳"的内经理论，也包含了心肾交泰的养生观念。

2.中医认为"督脉为诸阳之海"，总管一身阳经之气，这一式动作，通过头、颈、胸、腰、髋椎逐节牵引屈伸，使背部的督脉得到充分锻炼，可使全身经气发动，阳气充足，精神振奋，同时，强健了腰背及下肢的活动功能。

3.双手在脑后，敲击玉枕关，也就是"鸣天鼓"，鸣天鼓是道家的养生四宝之一，最能怡神健脑。经过这番推敲，使经络无阻，血管畅通，具有醒脑、聪耳、消除大脑疲劳的功效。

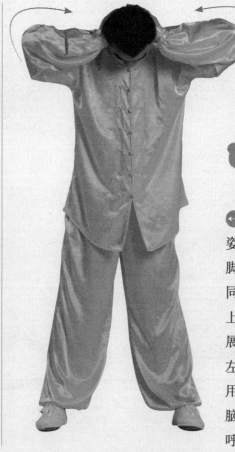

基本动作

← 1.身体直立，两脚成开立姿势，相距约一尺宽，双脚脚尖微向内扣，脚尖向前。同时，两手随身体左右各向上外旋，掌心朝前，双臂外展至侧平举后，两臂屈肘，左掌掩左耳，右掌掩右耳，用双手的示指和中指弹拨后脑勺至微累为止，使之听到呼呼的响声；目视前下方。

2.身体向前弯曲，由头经颈椎、胸椎、腰椎、骶椎，由上而下逐节缓缓牵引向下弯曲，使头近乎于接近脚面，两腿尽力伸直；目视脚尖，停留片刻。

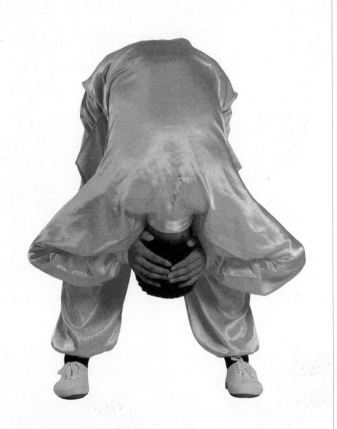

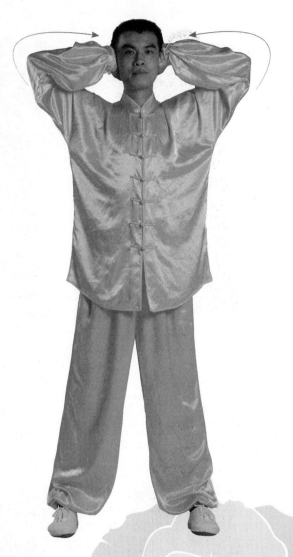

3.然后，由骶椎至腰椎、胸椎、颈椎、头，由下至上依次缓缓逐节伸直，直立；同时两掌掩耳，十指仍然扶按枕部，指尖相对；目视前下方。

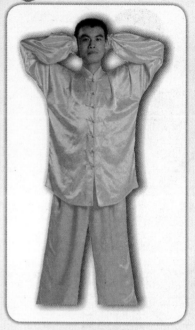 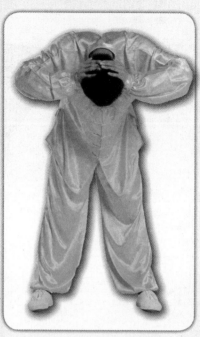

← 前屈，后仰，重复二至三的动作3遍，逐渐加大身体前屈的幅度，并稍停。第一遍前屈小于90°。

↓ 第二遍前屈约90°，第三遍前屈要大于90°。年老体弱者骨头老化，钙质流失，可分别前屈约30°，约45°，约90°。

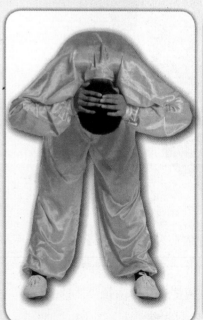 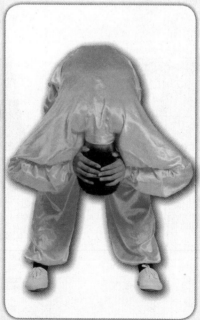 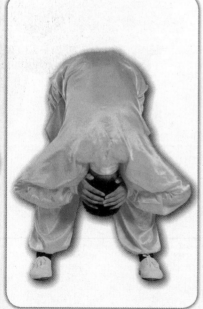

练习时的注意事项

1.身体向前弯曲时，双腿直立，两肘微屈，向外展，整个过程中，双手的十指一直按抚玉枕关。

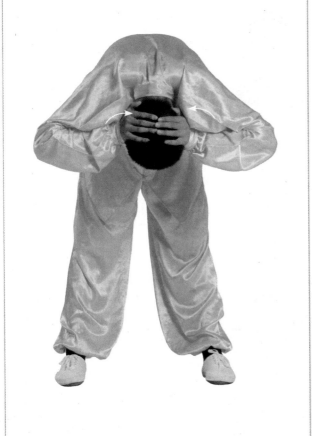

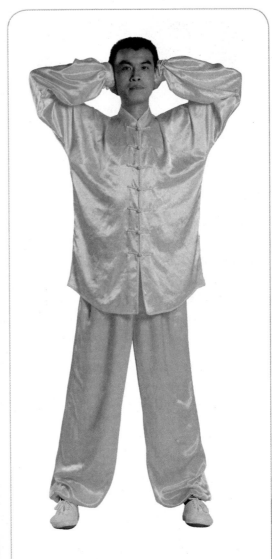

2.身体前屈时，脊柱自颈向前，一路拔伸卷曲如勾；而后展时，则是从尾椎向上逐节伸展。

12 上班间隙，给肩关节加点油

- 动作难度：★★★☆☆
- 锻炼地点：家中、公园等较宽敞空间
- 锻炼时间：15分钟

——【功 效】◀——

所谓足趾拄地，说白了，就是脚趾抓地，这个动作既可以稳住下盘，使人重心稳定，又使人的心念寄托在掌心和足趾间，从而达到心平气静的境界，心平气静表现在外面的象征，就是文献口诀中所说的"目瞪口呆"了。同时，还能使下肢筋骨强健灵活，真气充足。

通过伸展上肢和立掌外撑的动作导引，起到梳理上肢等经络的作用，并具有调练心、肺之气，改善呼吸功能及气血运行的作用。而且，还可增强肩、臂的肌肉力量，释放肩部压力，有助于改善肩关节的活动功能，使肩部变得轻松柔软。也就是口诀中说的"两手平开"了。

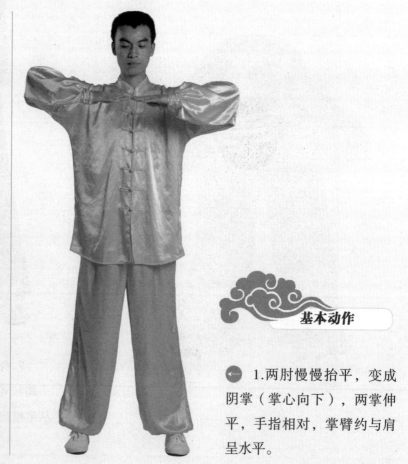

基本动作

◀— 1.两肘慢慢抬平，变成阴掌（掌心向下），两掌伸平，手指相对，掌臂约与肩呈水平。

🔸 2.两掌自胸前向前方伸展，掌心向下，指尖向前。

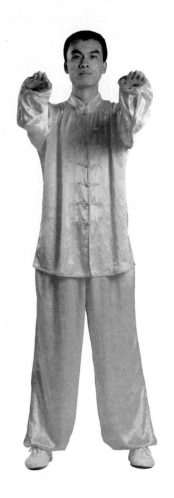

🔸 3.两臂向左右分开至侧平举，掌心向下，指尖向外。

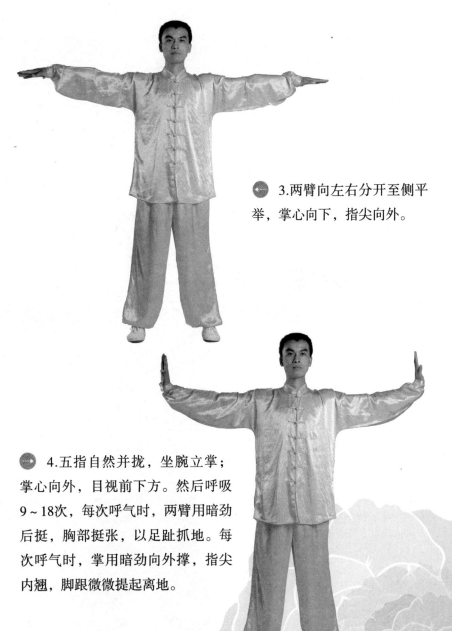

🔸 4.五指自然并拢，坐腕立掌；掌心向外，目视前下方。然后呼吸9～18次，每次呼气时，两臂用暗劲后挺，胸部挺张，以足趾抓地。每次呼气时，掌用暗劲向外撑，指尖内翘，脚跟微微提起离地。

练习时的注意事项

1.坐腕立掌时，切记脚趾抓地。也就是说当掌腕自势而起时，脚趾要同时抓地，上下同时动作，不可参前落后。

2.配合呼吸，气定神敛。吸气时意念要集中于劳宫穴，呼气时意念则集中于足部的大敦穴。这个动作配合呼吸把劳宫和足趾部联系起来了，顿觉气流顺畅，气感强烈。

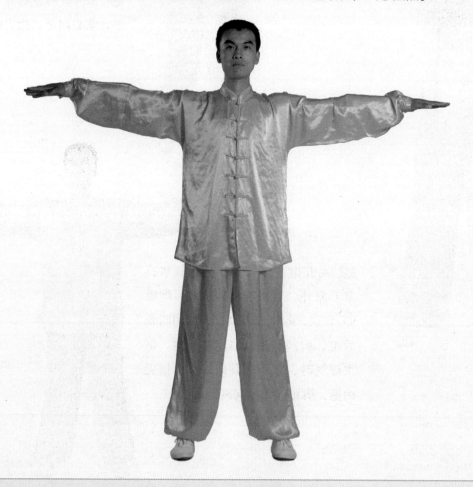

13 午餐之后，消食导滞健脾胃

- 动作难度：★★☆☆☆
- 锻炼地点：家中、公园等较宽敞空间
- 锻炼时间：15分钟

【功 效】

1.中医认为，"呼"字诀与脾脏的健康相应。口吐"呼"字，可以泄出脾胃之中的浊气，具有调理脾胃功能的作用。

2.在习练"呼"字诀的时候，通过两掌与肚脐之间的开合动作，外部的伸展动作，可以导引内部经络的调理和运行，让整个腹腔都形成较大幅度的舒缩运动，这样可以促进肠胃蠕动，还有健脾和胃的作用，可以消食导滞。

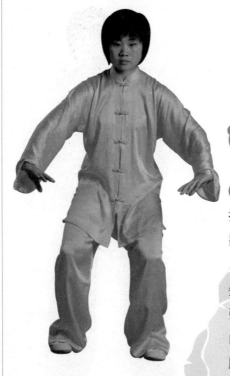

基本动作

1.双腿微曲，双掌向前拔出，继而外旋内翻，然后翻转掌心，让掌心向内对着自己的肚脐位置，两手的指尖要斜向相对，五指自然地张开。注意两手手掌心之间的距离，要跟掌心和肚脐的距离相等。同时，眼睛要看向前下方的方向。

2.原本微蹲的姿势，现在让两膝缓缓地伸直，站直身体。与此同时，两手的手掌要缓缓地向肚脐方向合拢，到达肚脐前大约10厘米的位置。

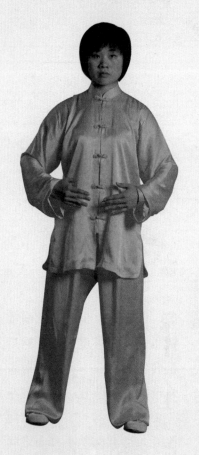

重复动作三到动作四，共5遍。这一式，总共吐"呼"字音6次。

3.再次微微屈膝，两手掌向外展开，一直到两掌的掌心间距和掌心到肚脐的距离相等。注意两掌要呈现出圆形的姿势，并且口中吐出"呼"字音，同时眼睛要看着前下方的方向。

4.两膝缓缓伸直，站直身体，同时两掌缓缓地向肚脐方向合拢。

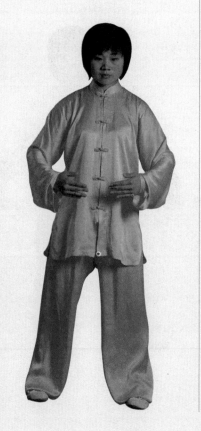

练习时的注意事项

1."呼"字吐气法："呼"字的读音是hu，它属于喉音，在发音过程中，借助喉部的作用比较大。在吐气发出声音时，注意舌头的两侧要向上卷起，口唇要撮成一个圆形。当气体从喉部发出之后，会在口腔里边形成一股中间气流，然后经过撮圆的口唇，呼出体外。

2.和前面两个字诀一样，"呼"字诀也要注意动作导引和呼吸吐纳的节奏一致。当两手的手掌向肚脐方向收拢时，要向内吸气；而当两掌向外展开的时候，就要吐气，口吐"呼"字音。

14 开会之后，把压力先放到一旁

- 动作难度：★★☆☆☆
- 锻炼地点：家中、公园等较宽敞空间
- 锻炼时间：15分钟

【功 效】

1.中医认为，"肝主筋，开窍于目"。平时咱们说一个人的眼睛不怎么好，如果要从脏腑里找原因，通常与眼睛相对应的就是肝脏。肝脏如果生病了，眼睛也会出问题。而咱们八段锦第七式中的"怒目瞪眼"动作，就可以对肝经进行良性的刺激，使肝血充盈起来，让肝气得到疏泻，也就起到了疏肝明目的作用。

2.两腿下蹲十趾抓地、双手攒拳、旋腕、手指逐节强力抓握等动作，可以刺激手、足三阴三阳经十二条经脉的腧穴和督脉等；同时，使全身肌肉、筋脉受到静力牵张刺激，长期锻炼能够使全身筋肉结实，气力增加。

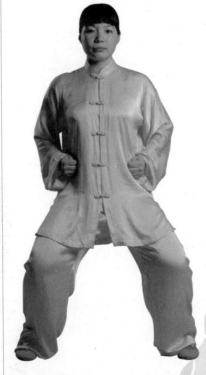

基本动作

1.身体的重心向右转移，左脚向左开步；两腿膝盖缓缓地弯曲少许，半蹲成马步状；与此同时，两掌握紧成拳状，抱在腰侧，注意拳眼要朝上；眼睛看向前方。

2.身体的重心向右转移，左脚向左开步；两腿膝盖缓缓地弯曲少许，半蹲成马步状；与此同时，两掌握紧成拳状，抱在腰侧，注意拳眼要朝上；眼睛看向前方。

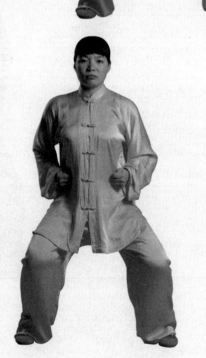

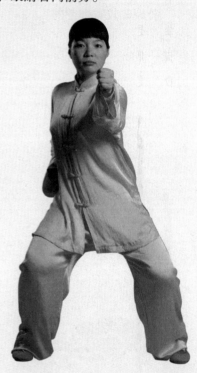

3.左掌缓慢用力，向前伸出，高度与肩同高，拳眼朝上；瞪目，看着左拳冲出的方向。

4.左臂内旋，同时左手从拳形变为掌形，虎口要朝下；眼睛看向左掌。左臂外旋，肘关节微屈；与此同时，左掌向左缠绕，变掌心向上后握牢；眼睛仍然看向左拳。

5.手肘微微屈起，回收左拳，一直收到腰侧，拳眼仍然要朝上；眼睛看向前方。

同动作一至动作三，唯左右相反。

本式一左一右为一遍，共做三遍。

做完三遍之后，身体重心向右移，左脚回收，整个人形成并步站立的状态；与此同时，两手从拳形变成掌形，很自然地垂在身体两侧；眼睛看向前方。

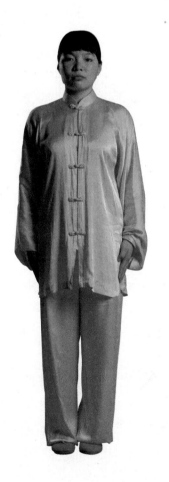

练习时的注意事项

1.马步的高低可根据自己的腿部力量灵活掌握。

2.冲拳时要怒目瞪眼，注视冲出之拳，同时脚趾抓动，拧腰顺肩，力达拳面；拳回收时要旋腕，五指用力抓握。

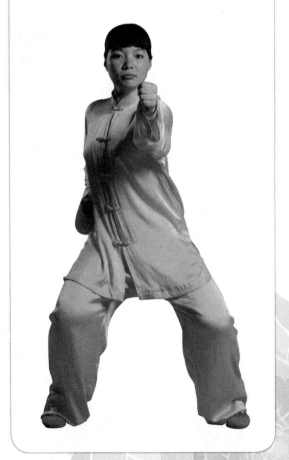

15 入睡之前，动动手脚睡得香

- 动作难度：★☆☆☆☆
- 锻炼地点：家中、公园等较宽敞空间
- 锻炼时间：15分钟

【功 效】

1.手挥琵琶一式能够聚合人体真元，行真气，在我们完成动作时，手与脚合，肘与膝合，肩与腰合，暗含着真元凝聚的意思。

2.有助于防治健忘、失眠、神经衰弱以及心脏病等多种心系疾病。

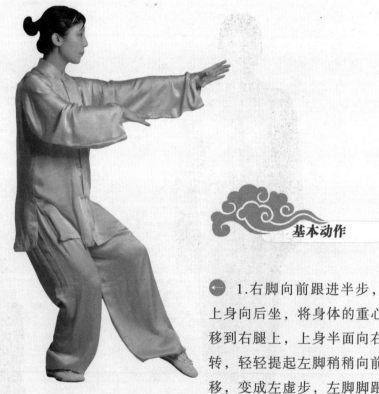

基本动作

1.右脚向前跟进半步，上身向后坐，将身体的重心移到右腿上，上身半面向右转，轻轻提起左脚稍稍向前移，变成左虚步，左脚脚跟着地，左脚尖向上翘起，稍微弯曲左膝。

2.同时，左手从左下方向上挑举，指尖与鼻尖相平，掌心向右，稍微弯曲左臂；右手从身体前方收回，放在左手肘的内侧，掌心向左；眼睛看向左手示指的方向。

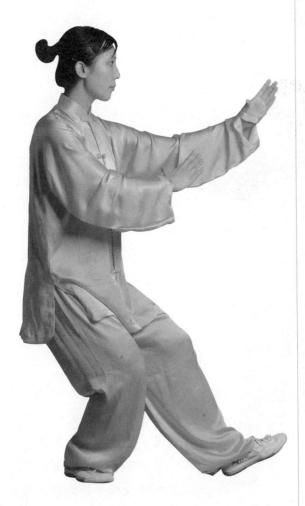

练习时的注意事项

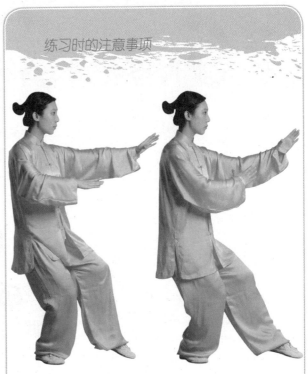

1.做动作时，身体始终要保持平稳自然，肩膀要放松下沉，手肘自然下垂，同时要放松胸部。

2.左手向上挑举时，不要直来直去，而应该从左向上、向前划弧，这样动作才会圆活而柔美。

3.右脚向前跟进时，先以前脚掌着地，再以全脚掌踏实地面，使动作看上去比较轻盈。

4.身体重心向后移与左手向上举、右手向回收的动作要协调一致。

16 伸筋拔骨，抖落一身疲惫

- 动作难度：★★☆☆☆
- 锻炼地点：家中、公园
- 锻炼时间：15分钟

【功 效】

1.通过上肢撑举和下肢提踵的动作导引，可调理上、中、下三焦之气，并且将三焦及手足三阴经、五脏之气全部发动，令人全身气流涌动。

2.文献口诀中说"掌托天门目上观，足尖着地立身端"，通过手臂向上的托举，以及后踵的用力上提动作，可以改善肩关节活动功能，提高上下四肢的肌肉力量，强健骨骼，促进全身血液循环，并且，充分地体现了易筋经"伸筋拔骨"的理念。

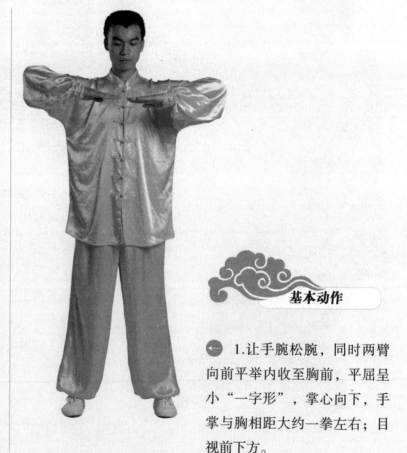

基本动作

1.让手腕松腕，同时两臂向前平举内收至胸前，平屈呈小"一字形"，掌心向下，手掌与胸相距大约一拳左右；目视前下方。

2.双掌同时向外翻转，向上抬至耳垂下，掌心向上，虎口相对，两肘朝外扩展，有微微酸胀感，约与双肩呈水平状态，体正头端。

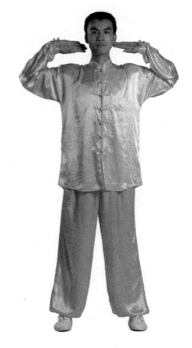

3.身体的重心前移，让前脚掌支撑全身，两脚跟稍稍提起离地面；同时，两掌上托至头顶，呈托天状，双手的掌心向上，中指对应百会穴，全身伸展，臂肘挺直；微收下颏，舌头抵住上腭，并咬紧牙关。

4.静立片刻。然后呼吸9～18次，吸气时用鼻或口鼻徐徐吸入，两掌用暗劲尽力上托，两脚用力下蹬，呼气时气由口或口鼻缓缓呼出，两掌向前下翻，手臂肌肉慢慢放松，再吸气时，掌再用暗劲向上托，如此反复进行3～5次。

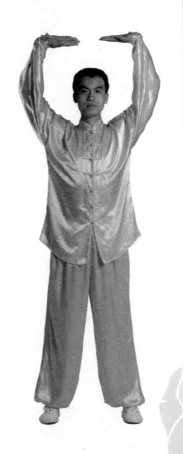

练习时的注意事项

1.在做两掌向上托天的动作时，一定要让前脚掌支撑全身，使力贯达到四肢，下沉上托，脊柱竖直，同时身体重心稍微向前移。同时，意随形走，意念要牢牢地跟着两掌。

2.做这一式时，要求呼吸缓慢，配合动作，目的在于开通冲脉。而且，身体上下动作如一，包括舌头抵住上腭，托天，提踵，呼吸等。

对于老年人，或者是体弱者，在做托天动作时，可依据自身身体情况，自行调节提踵的高度，以免动作过猛摔跤。

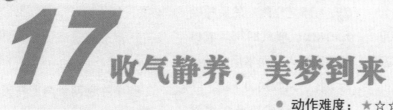

17 收气静养，美梦到来

- 动作难度：★☆☆☆☆
- 锻炼地点：家中
- 锻炼时间：10分钟

【功 效】

疲惫了一天的身心，应该在入睡的时候得到放松了。收功收得好、收得完满，才能让全身肢体的肌肉都得到放松，让心情得到愉悦，或许在这样的练习之后会迎来一场美梦呢。

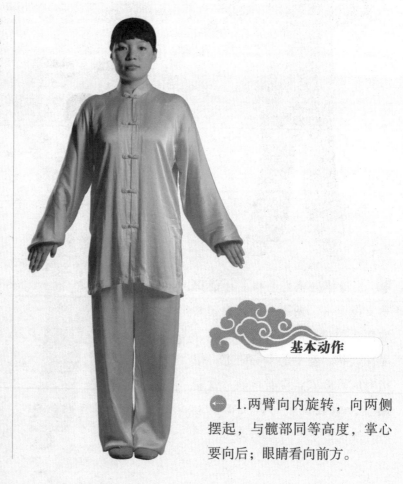

基本动作

1.两臂向内旋转，向两侧摆起，与髋部同等高度，掌心要向后；眼睛看向前方。

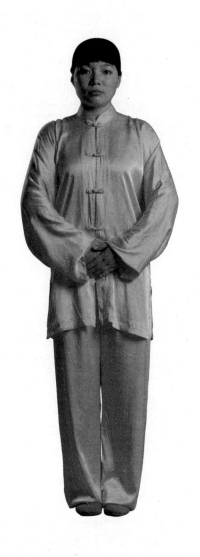

收势的动作虽然比较简单，但也不能马虎。注意要做到体态安详，周身放松，不要僵硬。意念保持平静，呼吸自然，气沉丹田。

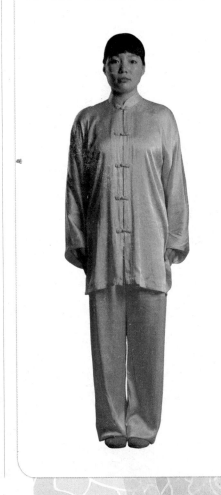

2.两手臂的肘部微微弯曲，两掌相互叠起来，放置在丹田处。注意"男左女右"的方式，如果是男性，那么左手在内；如果是女性，则右手在内；眼睛仍然看向前方。

3.两臂自然地落下来，两掌轻轻贴在腿的外侧；眼睛仍然看向前方。

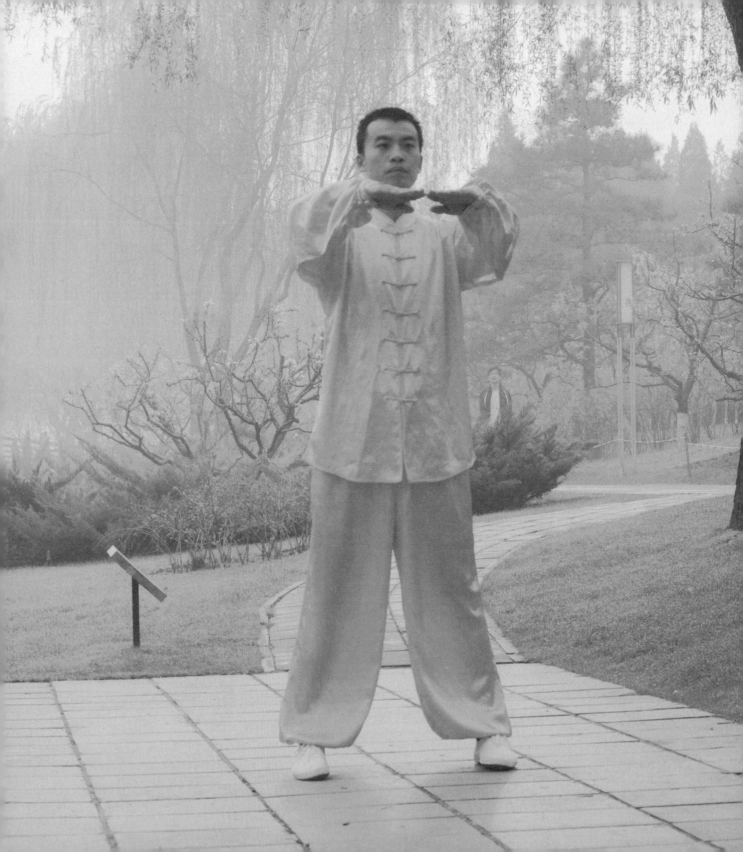

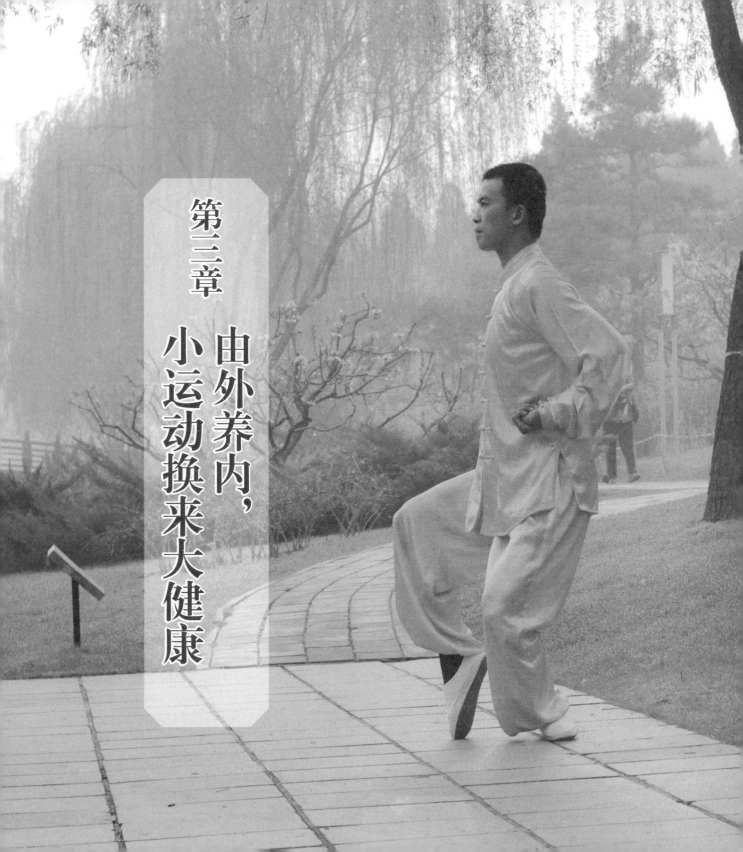

第二章

由外养内，
小运动换来大健康

18 健脑护脑，从"起势"开始

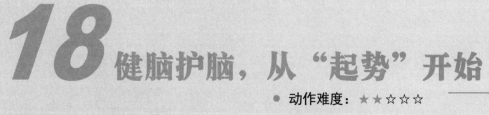

- 动作难度：★★☆☆☆
- 锻炼地点：家中、公园等较宽敞空间
- 锻炼时间：15分钟

【功效】

1.起势中的丹田呼吸法，能够使脑波维持在12赫兹以下，根据大脑的生理功能，这是"放松波"最容易出现的时候，因此太极拳的起势对放松大脑十分有利。

2.上举下按的动作，与呼吸相配合，能够使丹田充实，人体的元气从下而上畅行于经脉之中，有良好的补中益气的功效，非常适合脾胃虚弱、肾虚等气虚之人调理身体。

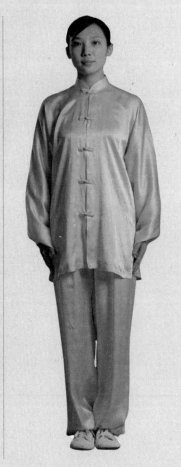

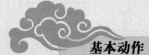

基本动作

← 1.身体自然直立，两脚并拢，站立于地面，两腿自然伸直；头部和颈部保持正直，下颌稍微向内收，胸腹部要尽量放松；两臂自然向下垂，两掌掌心向内，轻轻贴在大腿外侧腿中线上；舌尖轻轻抵住上腭，眼睛平视前方，集中精神。

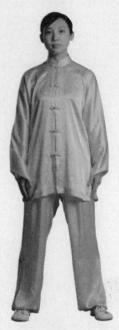

◀ 2.接着两脚开立，与肩同宽就可以了，脚尖指向前方；两臂依然下垂于身体两侧，两掌贴于大腿外侧；眼睛继续平视前方片刻之后，就可以开始动作练习了。

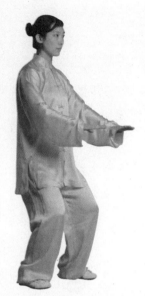

◀ 4.上身保持挺直，弯曲双膝并向下蹲，同时，两掌轻轻地向下按，两肘尽量向下沉，与两膝相对，眼睛平视前方。

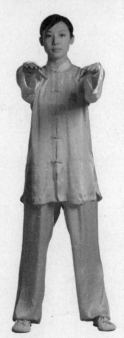

◀ 3.然后两臂慢慢地向前平举，两手的位置与肩同高，两手掌之间的宽度与肩同宽，掌心朝下。

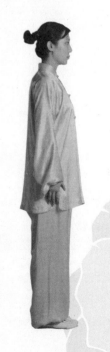

◀ 5.再慢慢地起身，伸直双腿，两臂再次向前平举，然后稍微弯曲双膝，两掌向下按于身体两侧，慢慢地松开双手，自然下垂于体侧，收回一只脚，两脚并拢站立。

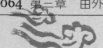

练习时的注意事项

1.身体的重心要放在两腿之间，这样更有利于身体保持中正直立，不宜出现左摇右晃的毛病。

2.两臂向下按与身体向下蹲的动作要协调一致，一定要克服身体向下落而手却按着不动的"死手"毛病。

3.弯曲双膝时，腰部与胯部都要尽量放松，注意臀部不能向后凸出；手臂上的动作则要注意肩向下沉，手肘向下垂，并稍微弯曲手臂，切不可耸肩，也不能将手臂伸直，另外手指也要稍微弯曲，不能伸得过直。

4.呼吸与动作密切配合，并以意领气。当两臂向前平举时，缓慢地吸气，同时想象气从脚底经小腹进入胸部的膻中穴；当两掌向下按时，配合呼气，想象气由胸部往下直至小腹部的气海穴，即下丹田，最后再进入手掌的劳宫穴。

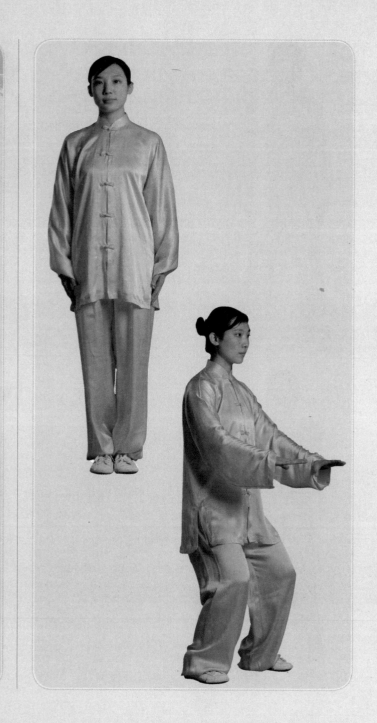

19 护肾保元气的秘诀（1）

- 动作难度：★☆☆☆☆
- 锻炼地点：家中、公园等较宽敞空间
- 锻炼时间：15分钟

【功 效】

1.高探马一式通过左右手的推拦配合，使手三阴经和手三阳经的气循环加速，使气血的运行畅通无阻。

2.拧腰沉胯的动作能使肾水升腾，使四肢百骸都得到滋养。

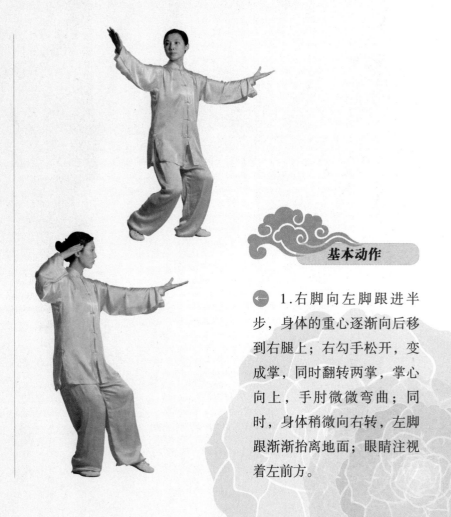

基本动作

← 1.右脚向左脚跟进半步，身体的重心逐渐向后移到右腿上；右勾手松开，变成掌，同时翻转两掌，掌心向上，手肘微微弯曲；同时，身体稍微向右转，左脚跟渐渐抬离地面；眼睛注视着左前方。

2.然后，上身稍稍向左转，面向左前方，右臂屈肘折回并经身体的右侧向前方推出，右手推出之后，手心向前，指尖与眼同高；左手做弧形运转，收至左侧腰前，手心向上；同时左脚稍微向前移一点，左脚尖点地，成左虚步；眼睛看向右手的方向。

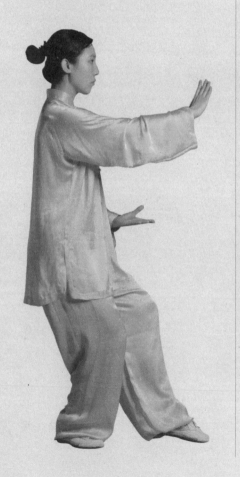

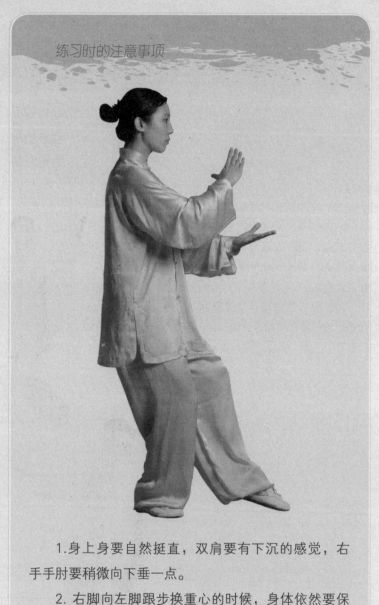

练习时的注意事项

1.身上身要自然挺直，双肩要有下沉的感觉，右手手肘要稍微向下垂一点。

2.右脚向左脚跟步换重心的时候，身体依然要保持中正安舒，不能上下起伏。

20 护肾保元气的秘诀（2）

- 动作难度：★★☆☆☆
- 锻炼地点：家中、公园等较宽敞空间
- 锻炼时间：15分钟

【功 效】

1.本组动作极其简单，但效力非凡。通过张开双臂，阳掌直臂上下运动，两掌两臂气充沛后，膻中开，任脉随之大开，借助手臂贯通劳宫，引外气进入任脉，入五脏，一身清爽。然后，下肢由浅至深的屈伸活动，由微微上蹲，到身体下蹲如坐椅，升降三次，激发全身气血加快循环，起到内外气混合的目的。配合口吐"嗨"音，达到心肾相交，使体内真气在胸腹间相应的降、升，心肾相交，从而壮丹田气及强腰固肾。

2.三盘落地，也就是身子起伏三次，增强了腰腹及下肢力量，提高了骨关节的活动能力。

基本动作

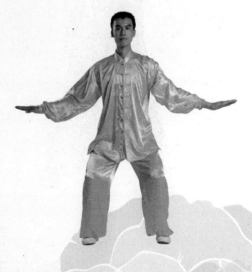

→ 1.左脚向左侧跨出一步，两脚距离约与肩同宽，脚尖笔直向前；目视前下方。微微弯曲膝盖，略下蹲；同时，沉肩让肩膀松弛、肘自然下坠，两手掌的掌心向下，即阴掌，指尖朝向外，逐渐用力下按，按到大约与大腿外侧的环跳穴同高时停止；目视前下方。同时，用劲喊"嗨"音，使气能下沉至丹田，而不因下蹲造成下肢紧张，引起气上逆至头部，同时，起到强肾、壮丹田的作用。当音吐尽时，舌尖向前轻轻抵在上下牙齿之间。

2.翻转掌心向上，让掌心呈阳掌，双肘微屈，两掌上托直至侧平举，要感觉双手在托一个犹如千斤的重物；同时，半蹲的身躯缓缓直立；目视前方。

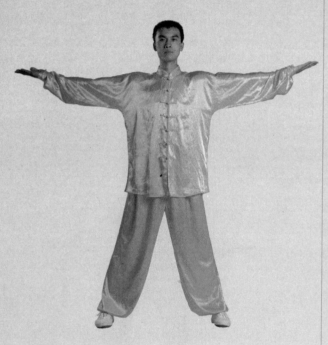

将动作一至动作二，重复做三遍。下蹲幅度依次强化。第一遍微蹲；第二遍半蹲；第三遍全蹲。

练习时的注意事项

1.做下蹲动作时，腰、肩、肘要自然放松，臀部收紧，两掌迅速翻成阴掌，猛力往下按。起身时，两掌变成阳掌，上托时要感觉如负重物。

2.落地下蹲时，循序渐进地依次加大幅度。年老和体弱者下蹲深度可以灵活掌握，年轻体健者可半蹲或全蹲。

3.下蹲与起身时，虽然手势在变，腿在变，但上身应始终保持正直，不应前俯或后仰。

4.发"嗨"音时，口唇微张，音从喉部发出。上唇着力压于龈交穴，下唇松，不着力于承浆穴，这是本法调息的特别之处。

5.瞪眼闭口时，舌紧紧地抵住上腭，身体中正安舒，脚不偏不斜。

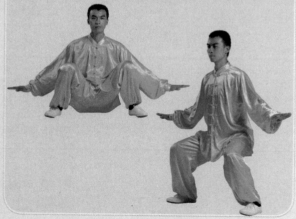

21 打赢身体 "保胃战"

- 动作难度：★☆☆☆☆
- 锻炼地点：家中、公园等较宽敞空间
- 锻炼时间：10分钟

【功 效】

1.单鞭的动作特别刺激了足三里穴，这个穴位是胃经的要穴，因此这一式能够调动胃经，有助于防治慢性肠胃病。

2.单鞭的动作还刺激了合谷穴，它可以使合谷穴所属得大肠经循行之处的组织和器官的疾病得到减轻或消除。由于大肠经是从手走头，所以凡是颜面上的疾病，比如头痛、发热、流鼻血、脖子痛、咽喉痛以及其他五官疾病等都与大肠经有关。因此，这一式还非常适合有头面部疾病得患者练习。

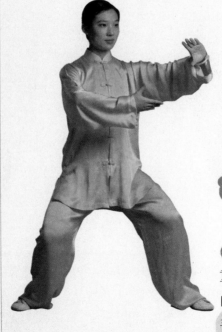

基本动作

1.上身向后坐，将身体的重心慢慢移到左腿上，右脚尖向内扣；同时上身向左转，两手（左高右低）向左划弧，直到右臂平举伸于身体左侧，手心向左；右手经腹前运至左肋前，手心朝向后上方；眼睛看向左手的方向。

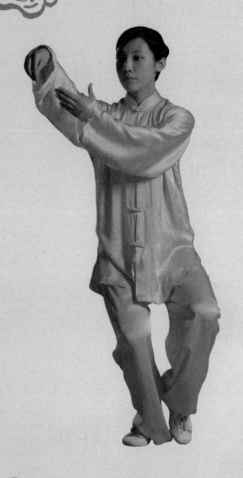

⬅ 2.接下来，慢慢将身体的重心移到右腿上，上身向右转，左脚向右脚靠拢，以脚尖点地；同时，右手向右上方划弧，手心由里转向外，至身体右侧时，变为勾手，手臂与肩相平；左手向下经腹前向右上方划弧，停在右肩前，手心向里；眼睛看向左手的方向。

➡ 3.然后，上身稍微向左转，左脚向左前方迈出一大步，先以脚跟着地，再全脚掌着地，弯曲左腿，伸直右腿，右脚脚跟向后蹬，成左弓步；在身体重心移向左腿的同时，左掌随着上身的扭转慢慢翻转向前推出，手心转向前方，手指的高度与眼齐平，稍微弯曲左臂；眼睛看向左手方向。

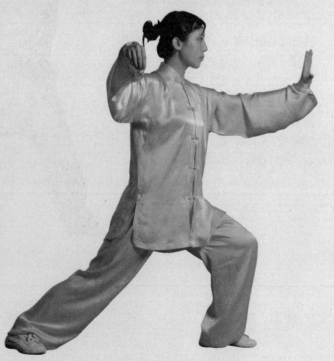

练习时的注意事项

1.上身要保持正直，腰部要尽量放松。完成动作时，右臂肘部稍稍向下垂，左肘与左膝上下相对，两肩放松，要有下沉的感觉。

2.左手向外翻转掌前推时，要随着上身的扭转，以便翻掌以便向外推出，不要翻转太快，也不要等到手推出之后才翻掌。

3.所有的过渡动作都应该上下协调一致，不能出现动作脱节的错误。

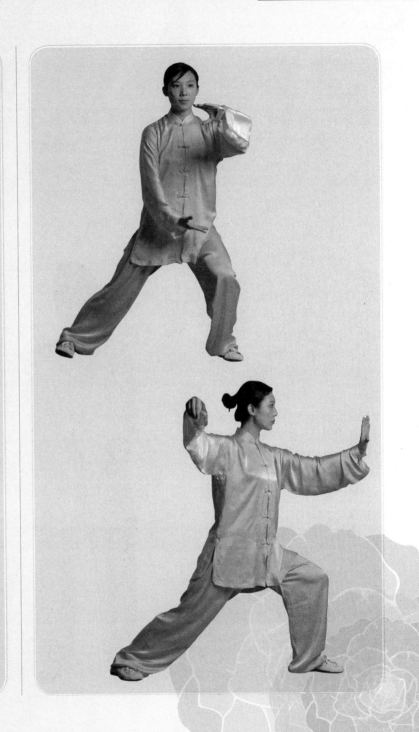

22 脾胃好，身体才能真的好（1）

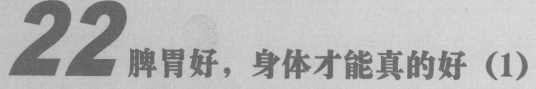

- 动作难度：★★☆☆☆
- 锻炼地点：家中、公园等较宽敞空间
- 锻炼时间：15分钟

【功 效】

1.熊运一式充分地活动了腰部关节和肌肉，对于腰肌劳损以及软组织损伤等病症有良好的防治作用。腰肌劳损这个问题，在前面已经跟大家详细聊过。那么什么叫做软组织损伤呢？中医将这种病称为"筋伤"，通常是指人的皮肤、皮下筋膜、肌肉、肌腱或者韧带等组织受到损伤而出现的疼痛、肿胀或者畸形等症状。这种病往往是因为不小心扭伤或长期的劳损导致的，熊运一式能够增强腰部关节和肌肉的灵活性，因此能够预防因扭伤或劳损而出现"筋伤"。

2.腰腹部的摇晃转动以及两掌的划弧运动，能够引导内气运行，有助于加强脾胃的运化功能。

3.腰腹部的摇晃动作，可以按摩到腹内的消化器官，可以防治消化不良、脘腹胀满、不思饮食以及便秘腹泻等症。

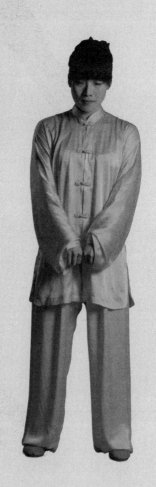

基本动作

← 1.两手握空心拳成"熊掌"，双手拳眼相对，两臂自然下垂于小腹部前方，微微向下低头，眼睛看向两拳。

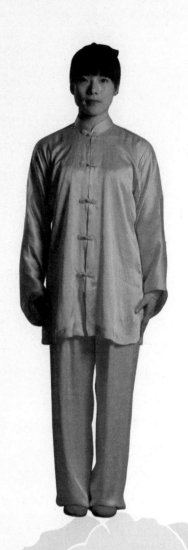

3.同样以腰腹部为轴心，上身做逆时针摇晃；两拳沿着左肋部、上腹部、右肋部、下腹部做缓慢的划弧运动。逆时针摇晃同样做两次。

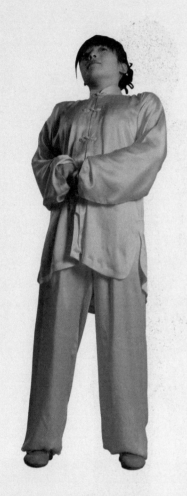

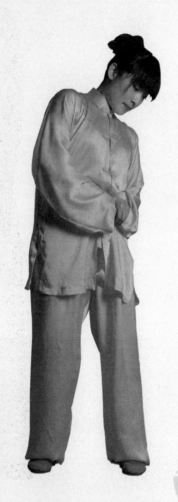

2.以腰腹部为轴心，上身慢慢地做顺时针摇晃；同时，两拳沿着右肋部、上腹部、左肋部、下腹部做缓慢的划弧运动；眼睛随着上身的摇晃向周围环视。顺时针摇晃两次。

4.做完逆时针摇晃之后，松开双拳，十指自然张开成掌，双臂轻轻地下落于身体两侧，眼睛平视前方。

练习时的注意事项

1.要掌握好腰腹部的摇晃动作，以腰腹部的松紧摇转和左右晃动，带动两掌在体前做上下左右的划弧运动，腰腹部与双手的配合要协调自然，相辅相成。

2."熊运"的核心部位在腹部丹田，以肚脐为中心圆，两掌向外划弧是向外导气，腰腹部做立体圆摇晃，是向内引气，在整个练习的过程中，我们可以意想内气在腹部丹田处畅通的运行。当腰腹转动柔顺舒畅后，我们会有一种微妙的通气感，心情也会格外愉悦，这才代表着动作熟练了，到位了。

3.动作应该与呼吸相结合，当身体从下向上提时，应向内吸气；当身体从上向下前俯挤压时，则应含胸松腹，呼出浊气。

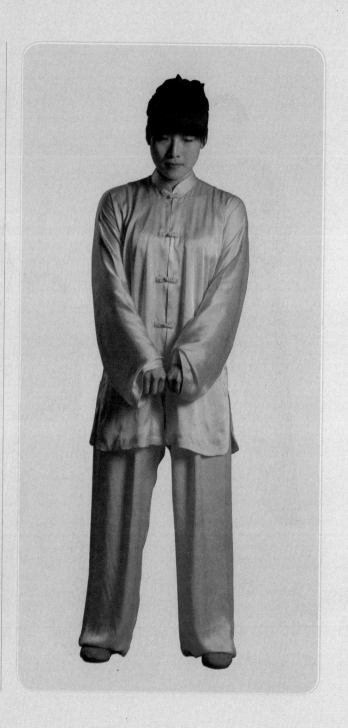

23 脾胃好，身体才能真的好（2）

- 动作难度：★☆☆☆☆
- 锻炼地点：家中、公园等较宽敞空间
- 锻炼时间：10分钟

【功 效】

1.通过身体的扭曲、伸展等运动，使全身真气开、合、启、闭，脾胃得到摩动，肾得以强健，并具有疏通玉枕关、夹脊关等要穴的作用。

2.左右转动，可提高颈肩部、腰背部肌肉力量，对于腰肌劳损、肌肉酸痛有良好的改善作用，且有助于提高人体各个关节的活动功能。

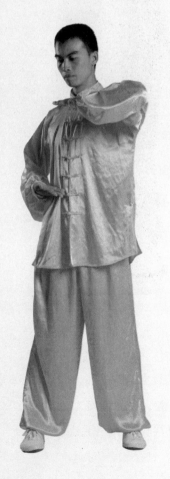

基本动作

右九鬼拔马刀势

1.躯干向右转。同时，右手向外旋转，掌心向上；左手向内旋转，掌心向下，两掌掌心侧相对，且两臂均内收于胸前。随后呈"九鬼拔马刀"之势，右手经右腋下大力向后伸，掌心向外，左手由胸前伸至前上方，掌心向外，两手打开后，感觉十分舒展；躯干稍微左转，右手经过身体的侧面，由后向左绕头半周，右手示指、中指夹耳朵，掌心紧紧扣住玉枕关；左手经过身体左侧下摆至左后，手背紧贴脊柱，掌心向外，指尖朝上；目随右手动，定势后视左后方。

2.抬起上体，昂头，展臂扩胸；目视右上方，动作稍停。

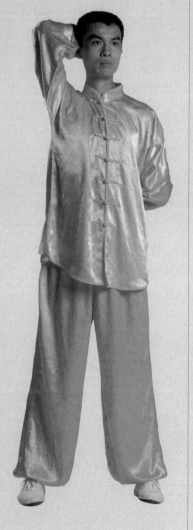

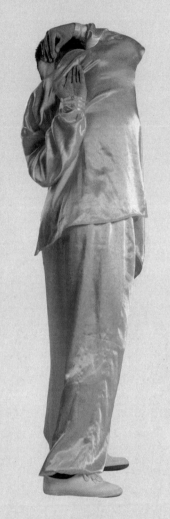

3.双腿略微屈；同时，上体向左传，右臂内收，含胸；左手沿着脊柱尽量向上推；目视右脚跟，动作稍停。

将动作二和三的动作，重复3遍。

4.双腿伸直，身体转正；右手向上经头顶上方向下至侧平举，同时，左手经体侧向上至侧平举，两掌心向下；目视前下方。

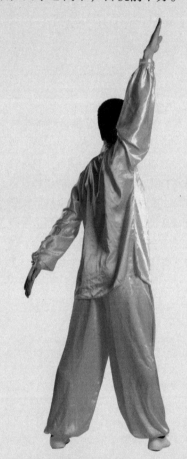

左九鬼拔马刀势

左九鬼拔马刀势与右九鬼拔马刀势动作、次数相同，但方向相反。

练习时的注意事项

　　1.动作对拔拉伸，尽量用力；身体自然弯曲转动，协调一致。

　　2.呼吸一定要与动作相配合，在展臂扩胸时自然吸气，松肩收臂时自然呼气，含胸合臂时自然吸气，起身开臂时自然呼气，

　　3.高血压、颈椎病患者和年老体弱者，头部转动的角度应小，且轻缓，以免伤了颈椎。

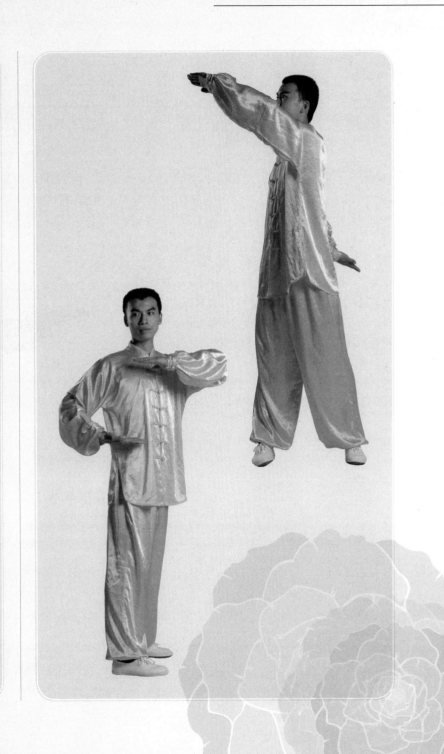

24 调肝理气，克服你的坏情绪

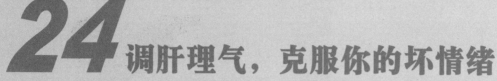

- 动作难度：★☆☆☆☆
- 锻炼地点：家中、公园等较宽敞空间
- 锻炼时间：10分钟

【功 效】

1.这一组动作，气感很强，通过爪型运气，在于走肝的筋膜。正如口诀中所言"青龙探爪，左从右出"，通过转身、左右探爪及身体前屈，配合呼吸，可使两胁交替松紧开合，达到疏肝理气、调畅情志的功效。

2.身体下屈及体转动作，极好地锻炼了腰部及下肢肌肉的活动功能。

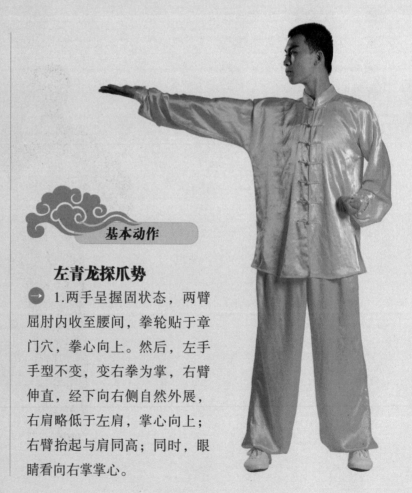

基本动作

左青龙探爪势

→ 1.两手呈握固状态，两臂屈肘内收至腰间，拳轮贴于章门穴，拳心向上。然后，左手手型不变，变右拳为掌，右臂伸直，经下向右侧自然外展，右肩略低于左肩，掌心向上；右臂抬起与肩同高；同时，眼睛看向右掌掌心。

2.右臂的肘和手腕略微弯曲，右掌迅速变成"龙爪"，指尖向左，经下颏向身体左侧水平伸出，呈青龙探爪之态，目光随手移动；同时，躯干也和右掌同方向地移动90度；左手不动。

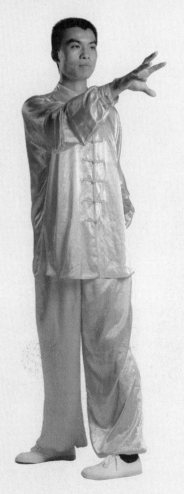

4.身体缓缓抬起，直立；右拳随上体抬起收于章门穴，拳心向上；目视前下方。

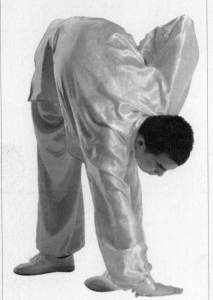

3."龙爪"变成掌，身体向左前方下弯，同时，右手在腰带动再向下按至左脚外侧；目光始终追随着手；左手手臂外旋，掌心向前，握固。

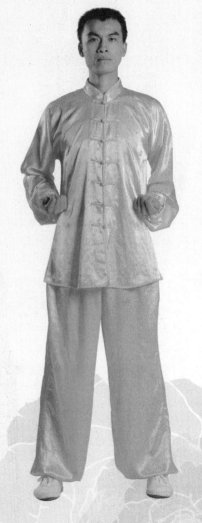

右青龙探爪势

右青龙探爪势与左青龙探爪势动作相同，但方向相反。

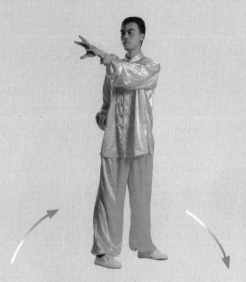

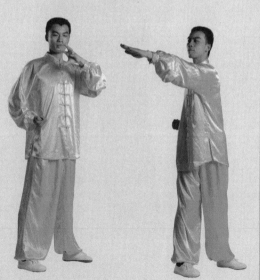

练习时的注意事项

1.伸开手臂探"爪"，以及身体前屈，握拳下按划弧线时，力气要灌注到肩背，以身带动手运动，动作自然、协调，一气呵成。

2.目随"爪"走，意存"爪"心，爪抓如龙行蛇动，有股凌厉劲。

3.年老和体弱者前俯下按时，可根据自身状况调整幅度，不必按到双脚，按到膝关节即可。

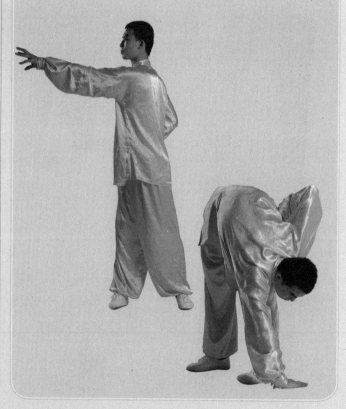

25

"呬" 字诀帮你泄浊清肺

- 动作难度：★☆☆☆☆
- 锻炼地点：家中、公园等较宽敞空间
- 锻炼时间：15分钟

【功 效】

1.中医认为，"呬"字诀与肺相应。口吐"呬"字具有泄出肺之浊气、调理肺脏功能的作用。

2.通过展肩扩胸、藏头缩项的锻炼，使吸入的大自然之清气布满胸腔，同时小腹内收，使丹田之气也上升到胸中。先天、后天二气在胸中会合，具有锻炼肺的呼吸功能，促进气血在肺内的充分融合与气体交换的作用。

3.立掌展肩与松肩推掌，可以刺激颈项、肩背部周围的穴位，并能有效地解除颈、肩、背部的肌肉和关节疲劳，防治颈椎病、肩周炎和背部肌肉劳损等病症。

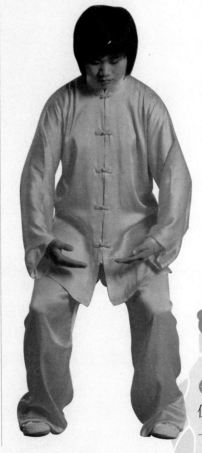

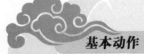
基本动作

← 1.两只手掌自然地下落，但仍然保持掌心向上的方向，十指要相对。目视前下方。

2.原本微蹲的姿势，现在让两膝缓缓地伸直。在站直身体的同时，两掌缓缓地向上托起，一直到胸前的位置，大约要与两乳的高度水平。眼睛仍然看向前下方。

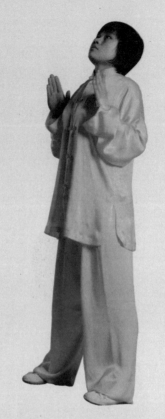

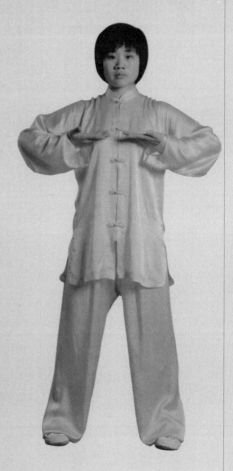

3.两手的手肘往下落，夹住肋骨。而两只手则顺着手肘的动作，在肩膀前立起手掌。注意两掌的掌心要相对，指尖要向上。而且，两肩的肩胛骨要向脊柱靠拢，这样就能把肩膀展开来，充分扩张胸部，这就是"藏头缩项"的姿势。而眼睛所视的方向也要发生改变，这时候要目视前面斜上方的位置。

4.微微曲膝下蹲，同时让肩膀和颈部放松回来，脖子伸直，两手的手掌慢慢向前平行推进，原本相对的掌心，逐渐变成掌心向前的方向，也就是"亮掌"。与此同时，口中吐出"呬"字音；目光也由斜上方收回来，看向正前方。

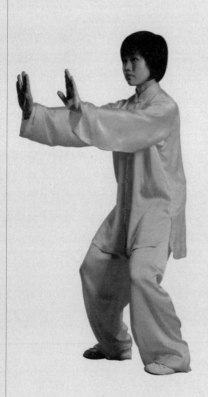

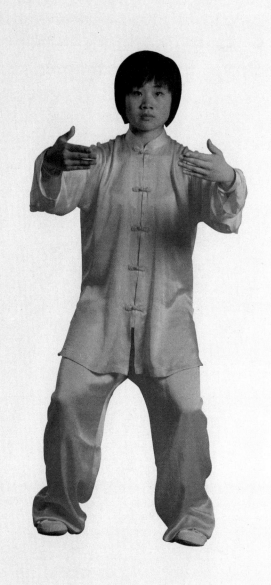

6.两膝缓缓地伸直，在站直身体的同时屈肘，两掌慢慢收拢回来，一直收到胸前大约10厘米的位置，两掌的指尖仍然要相对。而这时候，目光要看向前下方。

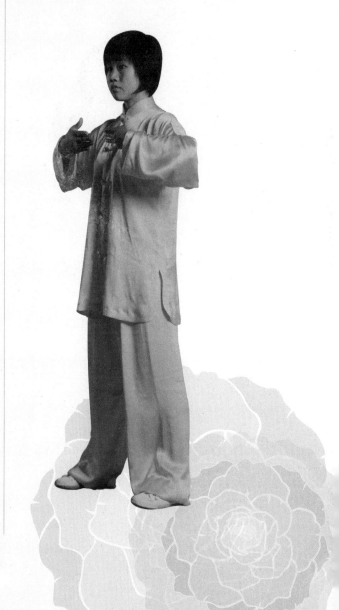

5.两掌向外旋转手腕，一直转到掌心向内的方向，注意两手的指尖要相对，大约与肩膀同宽。

7.两手的手肘自然下落，夹住肋骨。两只手则顺着手肘的动作，在肩膀前立起手掌。两掌的掌心相对，指尖向上。而两肩的肩胛骨向脊柱靠拢，再次形成"藏头缩项"的姿势。同样的，目光要看向前面斜上方的位置。

8.微微曲膝下蹲，同时让肩膀和颈部放松回来，脖子伸直，两手的手掌慢慢向前平行推进，同时口吐"呬"字音；目光看向前方。

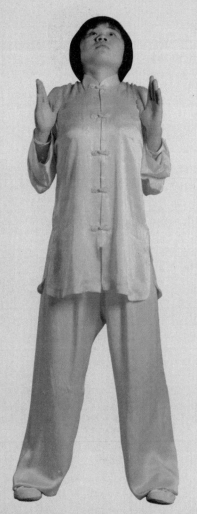
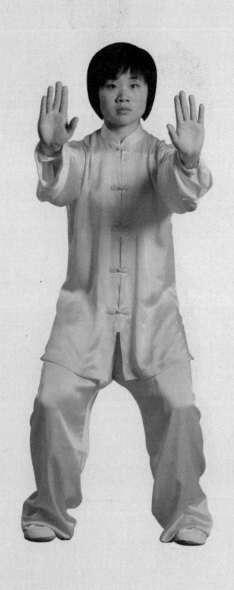

练习时的注意事项

1. "呬" 字吐气法："呬" 字的读音是 "si"，从语言学上说也属于齿音。在发出 "呬" 字的声音时，上门牙和下门牙要对齐，留出一道狭窄的缝隙，同时舌尖要轻轻抵着下牙齿，让气流从齿间呼出体外。

2. 动作导引和呼吸吐纳的节奏要一致，当做推掌的动作时，呼气，口吐 "呬" 字音；而当两手的手掌向外旋转手腕，指尖相对，缓缓收拢来的时候，要用鼻子吸气。

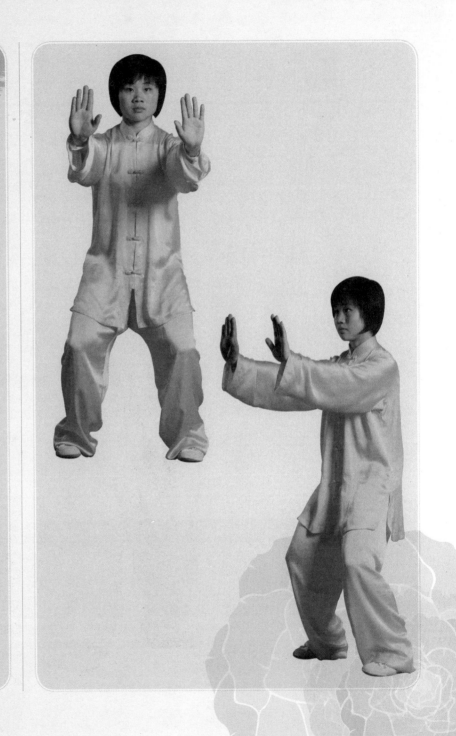

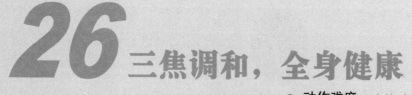

26 三焦调和，全身健康

- 动作难度：★★★★☆
- 锻炼地点：家中、公园等较宽敞空间
- 锻炼时间：15分钟

【功 效】

1.中医认为，"嘻"字诀与手少阳三焦经之气相应。口吐"嘻"字有疏通少阳经脉、调和全身气机的作用。

2.通过提手、分掌、外开、上举和内合、下按、松垂、外开，分别可以起到升发与肃降全身气机的作用。二者相反相成，共同达到调和全身气血的功效。

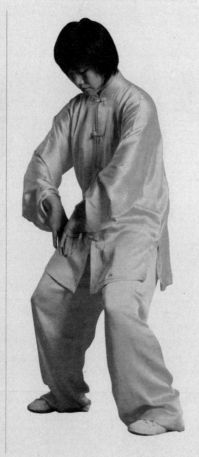

基本动作

← 1.两手的手掌呈现环抱的姿势，自然地下落在身体前面。目光看向前下方的方向。两掌向内旋转外翻，掌背要相对，掌心要向外，指尖变成往下的方向，而眼睛看向两只手掌。

2.原本微蹲的姿势，现在让两膝缓缓地伸直，站直身体，同时手肘提起，双手跟着肘部向上移动，经过提前，上升到胸部。随后，两手继续上提，一直上升到面前，这时两掌分开，往外张开之后上举，让两手的手臂形成一个弧形，掌心斜向上。眼睛看向前上方。

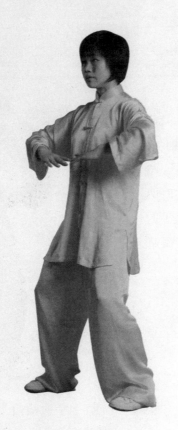

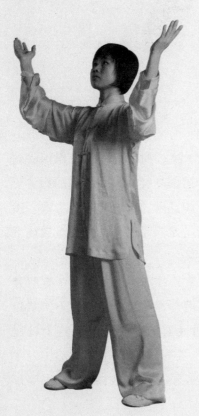

3.两手的手肘微曲，双手经过面部前面，慢慢回收到胸前的位置，大约和肩部高度水平。两手的指尖要相对，掌心保持向下的高度，眼睛看着前下方。然后，微微屈膝下蹲，与此同时两手的手掌缓缓往下按，一直按到肚脐前面。

4.两掌继续往下按，分别向左、右两个方向分开，直到两手分别离髋部都有15厘米的地方，掌心向外，指尖向下，目光看向前下方。在这个过程中，两掌下按的时候，要配合口吐"嘻"字音。

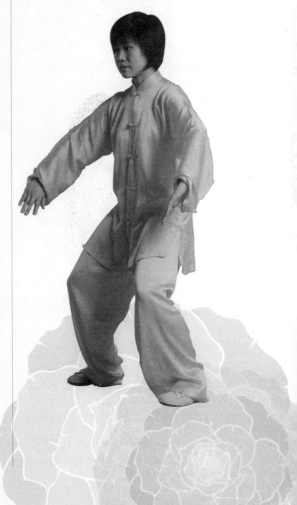

5.两掌继续保持掌背相对的角度，慢慢把手合拢来，一直合到小腹前面，掌心仍然向外，指尖朝下，目光看向自己的两掌。

6.两膝缓缓地伸直，站直身体，与此同时，手肘提起，双手跟着肘部向上移动，经过体前，上升到胸部。随后，两手继续上提，一直上升到面前，这时两掌分开，往外张开之后上举，让两手的手臂形成一个弧形，掌心斜向上。眼睛看向前上方。

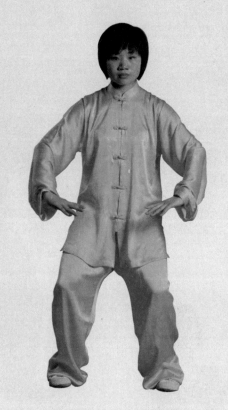

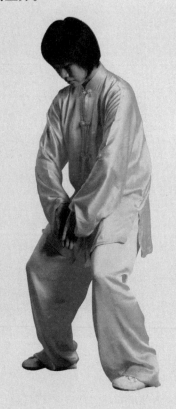

7.手肘微曲，双手经过面部前面，慢慢回收到胸前的位置，大约和肩部高度水平。两手的指尖要相对，掌心保持向下的高度，眼睛看着前下方。然后，微微屈膝下蹲，与此同时两手的手掌缓缓往下按，一直按到肚脐前面。

8.两掌继续往下按，分别向左、右两个方向分开，直到两手分别离髋部都有15厘米的地方，掌心向外，指尖向下，目光看向前下方。在这个过程中，两掌下按的时候，要配合口吐"嘻"字音。

重复动作五到动作八4遍。本式共吐"嘻"字音6次。

练习时的注意事项

1. "嘻"字吐气法："嘻"字的读音是"xi"，属于牙音，在吐气发出"嘻"字的读音时，舌尖要轻轻抵着下齿，嘴角略微向后并且上翘，槽牙上下轻轻咬合。呼气的时候，让气流从槽牙边上的空隙里经过，从而呼出体外。

2. 动作导引与呼吸吐纳保持一致性：提肘、分掌、向外展开、上举的时候，鼻子要吸气；而当两掌从胸前下按、松垂、外开的时候要呼气，口吐"嘻"字音。

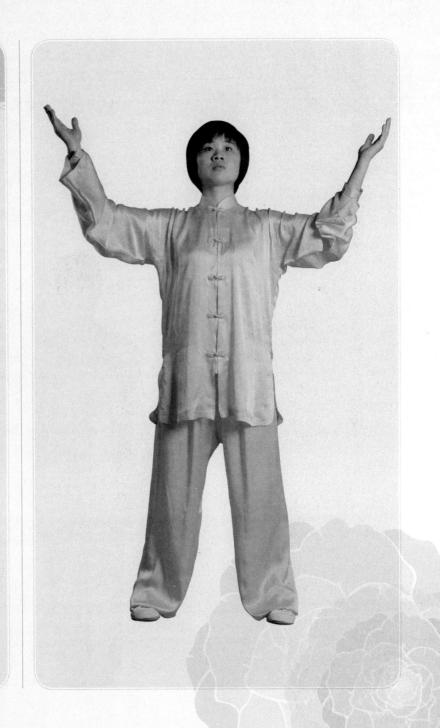

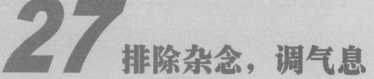

27 排除杂念，调气息

- 动作难度：★☆☆☆☆
- 锻炼地点：家中、公园等较宽敞空间
- 锻炼时间：13分钟

【功 效】

　　起势调息的主要作用是调整呼吸，吐故纳新，升清降浊，调理气机；排除杂念，诱导入静，调和气息，宁心安神使身体放松，这一切都是为练功做好准备。吐故纳新、宁心安神这些都很好理解，可什么叫做升清降浊呢？升清降浊，实际上是五脏六腑的基本功能。升是升举的意思，清是人体所必需的营养精微物质；降是下降、排除的意思，浊是指人体各个组织器官代谢后的产物。所以升清降浊在这里就是指有助于脏腑将各种营养精微输送到全身，再将代谢产物排出体外。

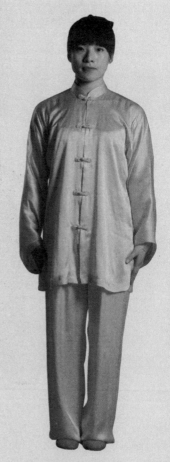

基本动作

1.首先，两腿自然伸直，站立于地面，两脚并拢；两臂自然垂于体侧；放松胸腹部，头颈部保持中正直立，下颏微微向内收，舌头轻轻地抵住上腭；眼睛平视前方。

2.左脚向左侧平行迈开一步，左右两脚的宽度稍稍比肩宽就可以了，两膝微微弯曲，松静站立；调整呼吸数次，意守丹田。丹田原是道教内丹派修炼精气神的术语，现在已被传统健身功法广为引用。丹田包括上丹田、中丹田和下丹田，上丹田在两眉间的印堂穴，中丹田在胸部的膻中穴，下丹田则在脐下小腹部位。传统健身功法中所说的意守丹田，通常是指意守下丹田，就是将意念轻轻地放在脐下小腹部。

3.微微弯曲手肘，翻转手掌，掌心向上，两臂在体前向上、向前平托，最后与胸同高。

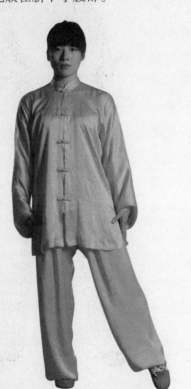

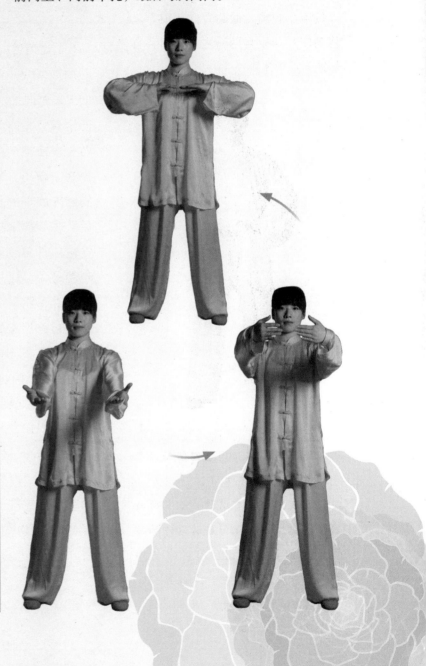

4.最后，两手肘下垂向外扩展，两个手掌向内翻转，并且缓慢地向下按于小腹前，眼睛看向正前方。将动作3、4重复两遍之后，两手自然地下垂于体侧。

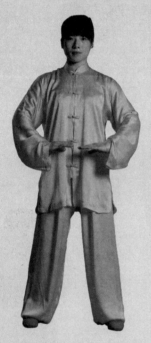

陶渊明有诗云："结庐在人境，而无车马喧。问君何能而，心远地自偏。"在练习这一动作的时候，我们也要有这种"心远地自偏"的意境。在练习起势动作的时候，我们要置周围所有的事物不在，如身临太空之中，如此捧气、贯气，方能气神合一。

练习时的注意事项

1.当两臂向上提时，我们要将意念集中在两个手掌心的劳宫穴，两手就像托着一个大气团一样，慢慢地向上，再向上。当两手与胸同高时，向内翻转掌心，如同两臂怀抱着气团一般。两手慢慢地向内合，气团也逐渐缩小，气从两手掌间注入胸部的膻中穴。然后，手心向下按，这时候气由中丹田注入下丹田，也就是说，气从胸部的膻中穴进入脐下小腹部。在整个起势调息的过程中，气都在掌心与丹田之间不断的流动，周而复始。

2.起势调息的动作要与呼吸密切配合，要遵循"提吸落呼"的规律。当两臂向上提时吸气，两手向下按时呼气。注意呼吸要细长而均匀，平心静气，切不可气躁急促。

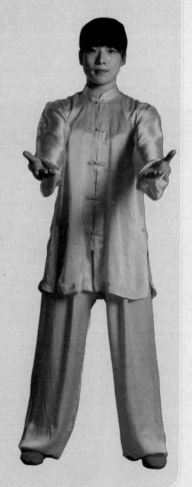

28 外导内行，给腰部松松绑

- 动作难度：★☆☆☆☆
- 锻炼地点：家中、公园等较宽敞空间
- 锻炼时间：15分钟

【功 效】

1.通过两掌托、按、拨、拢及下肢的节律性屈伸，同时配合呼吸，用动作导引，来牵动体内经络的调和运行，可以很好地协调人体"内气"的升、降、开、合，并且有促进全身气血畅旺的作用，同时也为后面各式的练习做好充分足够的准备。

2.腰膝关节柔和的节律运动，有利于改善和增强腰膝关节功能。

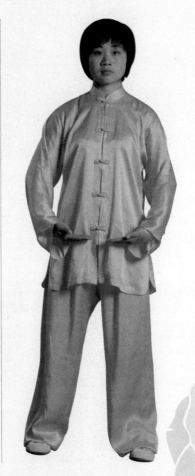

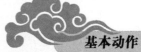

基本动作

1.两手的手肘微曲，两掌的十指相对，掌心保持向上的方向，缓缓上托，一直托到胸前，大约和两乳同高的位置。眼睛要看前方。

2.两手手掌向内翻，掌心变成向下的方向，缓缓往下按，一直按到肚脐前面的位置；在这个过程中，目光要看向前下方。

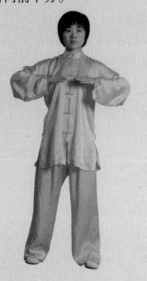 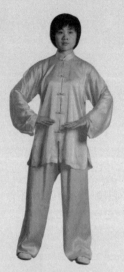

3.微微屈膝下蹲，把身体的中心往后坐；与此同时，两手的手掌要内旋外翻，以缓慢的速度向前拨出，直到两臂形成一个圆的状态。

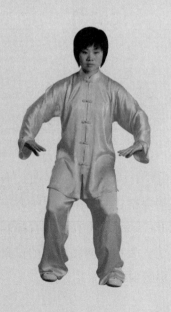 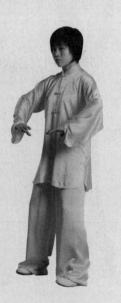 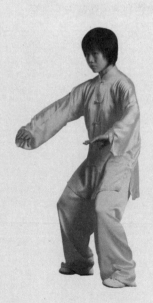

4.两掌外旋，向内翻，掌心变成向里的状态。然后慢慢直起身来，两掌缓缓往里收，一直收拢到肚脐前面的位置。两手握在一起，虎口处交叉，将两手轻轻地覆盖在肚脐之上。静养片刻，自然呼吸；目视前下方。

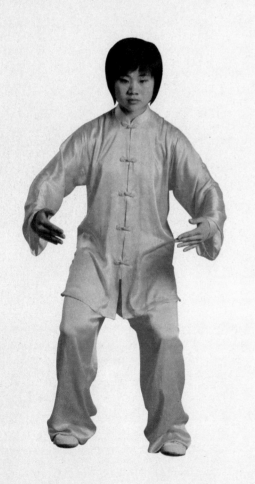

练习时的注意事项

1.在练习的过程中，一定要坚持鼻吸鼻呼，不要一心只去注意自己的动作是否标准，练着练着就忘了，而去用嘴呼吸，那是不能达到效果的。咱们的鼻息要舒缓、绵长，速度不能太快，呼吸不能太猛。而且有时候动作做得过快了，也可能导致呼吸急促，而不由自主地用嘴呼吸起来，这些都要加以预防。

2. 动作导引与呼吸吐纳保持一致性：当两掌向上托的时候吸气，当做下按、向前拨出的动作时呼气，收拢时吸气。

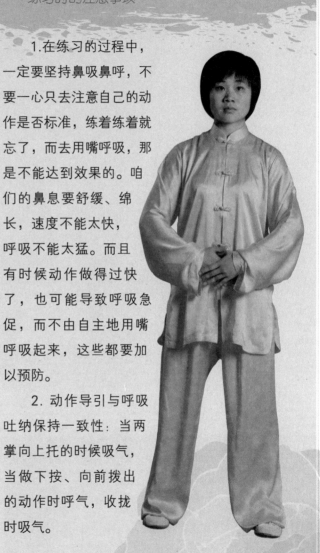

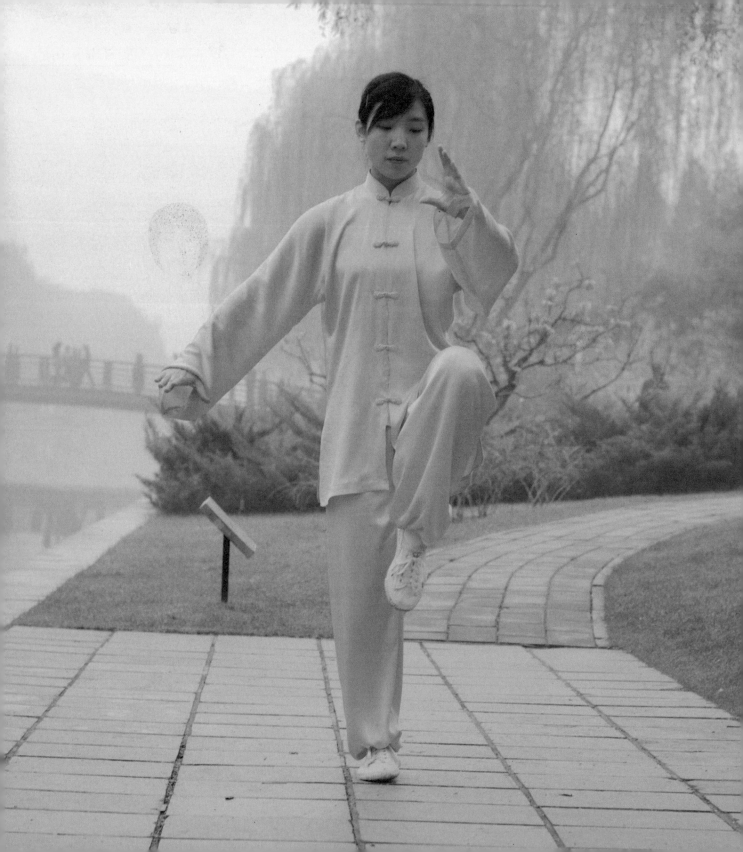

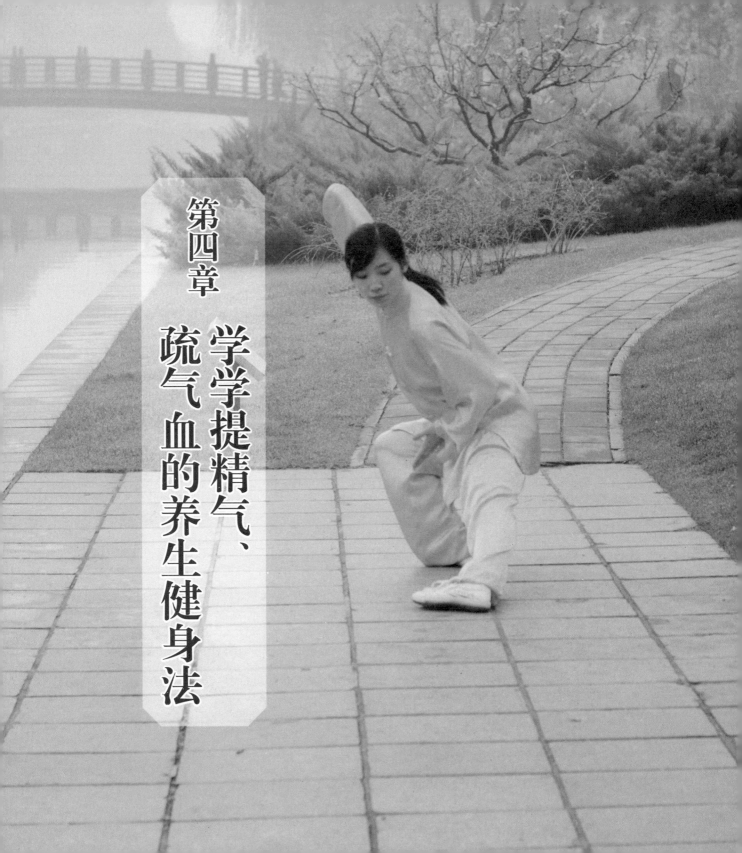

第四章 学学提精气、疏气血的养生健身法

29 打通三焦，提升一身精气

- 动作难度：★★☆☆☆
- 锻炼地点：家中、公园等较宽敞空间
- 锻炼时间：10分钟

【功 效】

1.闪通臂一式有调理三焦的作用，对人体健康有一个整体的调节作用。

2.沉肩的动作，激发了肩井穴的经气，对肩背痹痛、手臂不举、脖子酸痛等症有较好的防治效果。

基本动作

上身稍微向右转，左脚收回于右脚旁，经右腿内侧向前迈出，先以脚跟着地，再全脚掌着地，左腿屈膝向前弓，右腿自然伸直，成左弓步；同时，右手由体前向上提，一边翻转一边弯曲手臂向上举，最后撑架于右额前上方，手心斜向上；左手经胸前向上提至右手手腕内侧下方再慢慢向前推出，掌心向前，手指向上，指尖与鼻尖相平；眼睛通过左手向前平视。

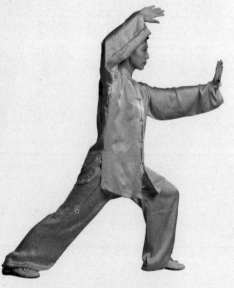

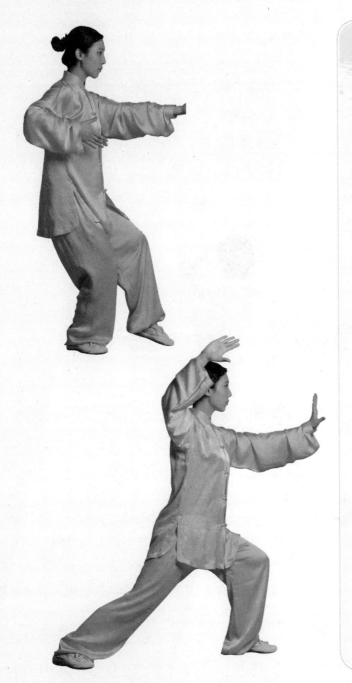

练习时的注意事项

1.完成动作时，上身要保持中正直立，并松腰沉胯。

2.右手撑架、左手前推的动作要与弓腿、松腰的动作相一致。

3.左手向前推出后，左臂不要完全伸直，应该稍微弯曲手肘，背部肌肉则要完全伸展开。

4.弓步时，两脚的横向距离保持在10～30厘米。

30 气沉入丹田，激发生命的潜能

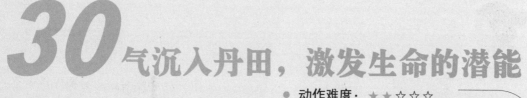

- 动作难度：★★☆☆☆
- 锻炼地点：家中、公园等较宽敞空间
- 锻炼时间：15分钟

───【功 效】◀────

1.气沉下丹田，能够强化内分泌系统的功能，尤其能使性腺受到良性刺激，有助于改善性功能衰退的症状。

2.下丹田与全身各部位都有内部联系，因此它能促使全身各部位协同动作，从而大大激发了生命力，有强身、防病、治病的良效。

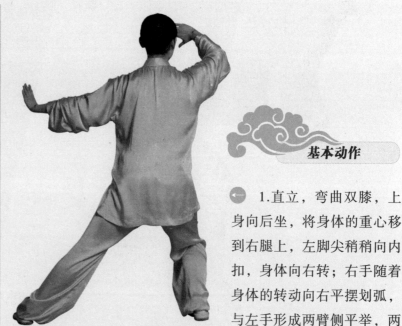

基本动作

← 1.直立，弯曲双膝，上身向后坐，将身体的重心移到右腿上，左脚尖稍稍向内扣，身体向右转；右手随着身体的转动向右平摆划弧，与左手形成两臂侧平举，两手掌心向前，手肘微微弯曲；同时，右脚尖随着身体的转动稍微向外撇，并弯曲右膝成右侧弓步；眼睛看向右手。

2.接着将身体的重心慢慢移至左腿，右脚尖向内扣，立即向左收回，使两脚之间的距离与肩同宽，然后慢慢蹬直双腿，成开立步；同时，两手向下经腹前向上划弧交叉合抱于胸前，两臂撑圆，两手手腕与肩同高，右手在外，左手在内，手心都向后，成十字手；双眼平视前方。

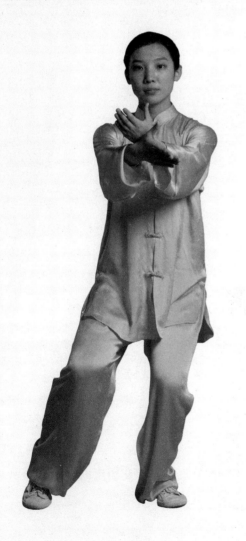

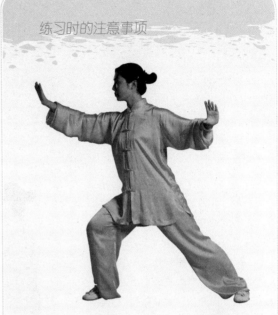

练习时的注意事项

1.两手分开和合抱时，上身要直立，不要向前俯身。

2.双腿蹬直成开立步时，身体要自然正直，头部微微向上顶，下颌要稍稍向内收。

3.两臂环抱于胸前时，双臂要撑圆，就像在胸前抱住一个球一样，同时还要沉肩垂肘，使身体放松舒适。

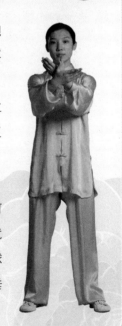

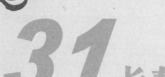

31 长寿之道在足下

- 动作难度：★★☆☆☆
- 锻炼地点：家中、公园等较宽敞空间
- 锻炼时间：15分钟

【功 效】

1.通过蹬脚分掌的动作，行气导脉，能够调理肝经和脾经，并对肝脾二脏有较好的调节作用。

2.蹬脚的动作能充分活动双脚，人体的双脚与各个内脏器官都有着密切的联系，因此这一式能使我们五脏调和，健康长寿。

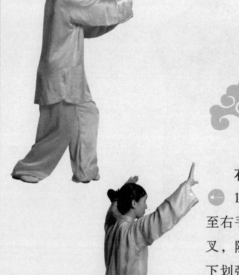

基本动作

右脚蹬

1.左手手心向上，向前伸至右手手腕背面，两手相互交叉，随即向两侧分开并稍稍向下划弧，两手手心斜向下；同时左脚提起向左前侧方进步，脚尖稍微向外撇，渐渐将身体的重心向前移，右腿向后蹬直，左腿弯曲，成左弓步；眼睛平视前方。

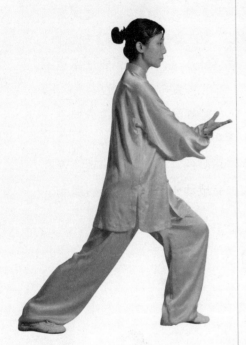

3.两臂再次左右分开划弧平举，稍微弯曲手肘，手心都朝向外侧；同时右腿屈膝，向上高高地提起，随后右脚向右前方慢慢蹬出；眼睛看向右手。

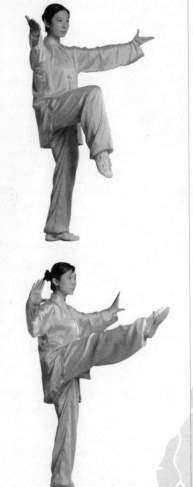

2.两手由外向内划弧，两手交叉，合抱于胸前，右手在外，左手在内，两手的手心都朝向后方；同时右脚向左脚靠拢，右脚脚尖点地；眼睛平视右前方。

左蹬脚

1.左腿屈膝向后坐，身体的重心移至左腿，上身也向左转，右脚尖向内扣；同时，两拳松开，变成掌，由上向左右两边划弧分开平举，手心朝向前方；眼睛看向左手的方向。

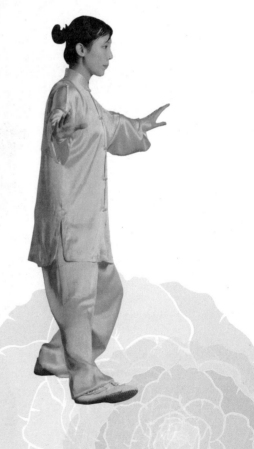

2. 随后，身体的重心再转到右腿上，左脚收到右脚内侧，左脚尖点地；同时，两手由外向内划一个大弧，最后合抱于胸前，左手在外，右手在内，两手手心都朝向后方；眼睛平视左方。

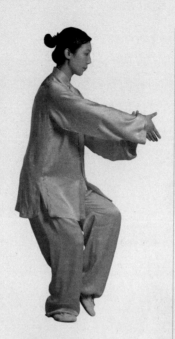

3. 两臂再次向左右两边划弧分开平举，手肘稍微弯曲，两手手心都朝向外侧；同时，弯曲左膝，左腿向上高高抬起，最后左脚向左前方慢慢蹬出；眼睛看向左手。

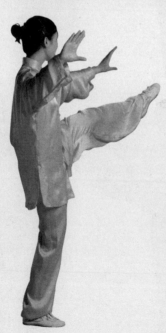

练习时的注意事项

1. 做右蹬脚的动作时，左脚要牢牢地抓紧地面，使身体稳定，不要前俯后仰；同时，做左脚动作时右脚亦如此。

2. 两手分开时，位置不要太高也不要太低，腕部与肩齐平为最好。

3. 向右蹬脚时，左腿要微微弯曲，右脚尖要向回勾，着力点在脚跟上，同时分手与蹬脚的动作要协调一致，速度要相同，完成动作时，右臂和右腿上下相对。

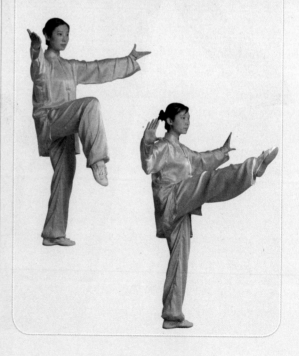

32 血流顺畅，免疫力更强大

- 动作难度：★ ★ ☆ ☆ ☆
- 锻炼地点：家中、公园等较宽敞空间
- 锻炼时间：15分钟

【功 效】

1.文献口诀中说"立身期正直，环拱平当胸"。韦驮献杵第一式通过手臂的屈伸开合，不但伸展了筋，也锻炼了肺，有助于促进血液循环，消除疲劳，使人神清目明，改善了人体的神经、体液调节功能。

2.古人云："神住气自回"。韦驮献杵第一式通过神敛和两掌相合的动作，借助气血最为丰富的上肢，可起到气定神敛、均衡身体左右气机的作用。气聚则神足，人体内的气一旦安定了，不散漫游移，我们脸上的表情也会端肃恭敬，大气平和，神色自若。这就是文献口诀中所说的"气定神皆敛，心澄貌亦恭"的境界了。

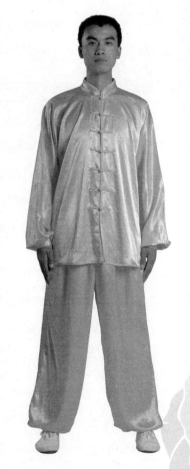

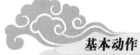
基本动作

← 1.左脚向左侧横跨一步，两脚间距约与肩同宽，双目半开半合，两手自然下垂于身体两侧，头端正，两膝微屈，成开立姿势。

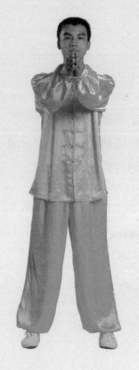

2.两臂自身体两侧，慢慢地抬起与肩平，掌心相对，双手的指尖向前。

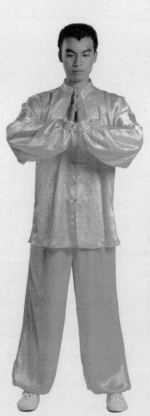

3.两臂屈肘，自然向内回收，指尖向斜前上方大约30°，两拇指少商穴轻轻接触，两掌合于胸前，掌根与膻中穴同高，指尖向上，虚腋；目视前下方。然后呼吸9~18次，每次吸气时，用暗劲使掌根内挤，指向外翘；每次呼气时，前臂放松，两手松如拱形。

练习时的注意事项

1.站立自然，身体端正直立，不能偏倚偏斜，不能用劲，全身放松，同时后踵和脚尖必须看齐，两脚的内侧空档里，立成一个三角形的样子。其次，要把脊柱竖立端直，不可弓背弯腰，把两肩的尖端处，微微向上略抬三四分高，则脊柱就会自然笔直，而不带一点强硬的意味。

2.两眼半睁半闭，平视正前方，起到澄心和敛神的作用，因为"眼上视则心神上浮，眼下视则心神下降"，内心无法澄静。两手顺应自然地下垂，轻贴于大腿外侧。

3.运动时，下垂的两手同时从下慢慢向胸前抬起，先伸后屈，两掌手心相对，缓缓向胸前收拢，距胸前约一拳停止，把两掌相接合十当胸，与两乳之间的膻中穴相对，并稍停片刻，以达凝神敛气之效，使肺脏上下左右，位置适中，升降开合，呼吸有度，从而达到气定的要求，气机能定，则易神意内敛。

4.松肩虚腋。肩膀要自然下垂，腋窝也要自然虚开，不必刻意。

33 让身体年轻十岁的秘诀

- 动作难度：★★☆☆☆
- 锻炼地点：家中、公园等较宽敞空间
- 锻炼时间：15分钟

【功 效】

1.所谓"只手擎天掌覆头 更从掌内注双眸"，这一式通过阳掌转为阴掌（掌心向下）的动作导引，双目仰视掌心，目视劳宫，意念存于腰间命门（命门，即肾，是人生命的根本），将发动的真气通过转身的动作逐渐收敛，下沉入腰间的两肾，可达到壮腰健肾、延缓衰老的功效。

2.转体时，以腰带动肩部，又以肩部带动手臂，环环相扣，充分地活动了上身，增强了颈、肩、腰等部位的活动功能。

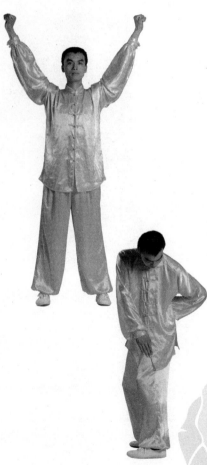

基本动作

右摘星换斗势

1.直立，两脚全脚掌踏实着地。同时，两手握拳，拳心向外，双臂呈斜上举姿势。双臂下落，然后，两拳缓缓伸开变阳掌为阴掌，掌心斜向下，全身放松自然；目视前下方。身体向左转大约30度；双膝微屈；同时，右臂经身体的前面下摆至左髋关节外侧"摘星"，右掌自然张开；左臂经身体左侧的下摆放至后腰部，左手背轻贴命门；目视右掌。

2.将膝盖伸直，身体转正；同时，右手缓缓上举，经身体前面向额上摆，摆至头顶右上方后，松弛手腕，右肘微屈，右手掌的掌心向下，手指自然向左，中指指尖垂直于肩髃穴，同时，头向右上方倾斜；左手背轻贴于左侧后腰部，意注命门；右臂向上摆时，眼睛要随手游走，定势后两眼仰视右手心。然后以此姿势呼吸7次，每次吸气时，头往上顶，仿佛有一根绳子向上牵引着头，双肩后挺，呼气时则全身放松。

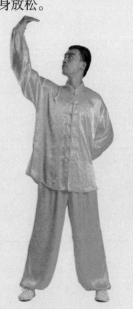

3.然后将右手向前方伸出，右手从身后打开。再将两臂向体侧自然伸展，静立片刻。

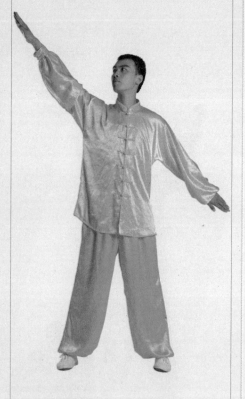

左摘星换斗势

两手交换，左手高举，右手轻贴于右侧后腰部，按上述动作再呼吸7次，练习左摘星换斗势。

练习时的注意事项

1.练习这一式，身体向左转，或者是向右转时，要以腰带动肩，以肩带动臂，如此才能让腰、肩、臂三者都能得到锻炼。

2.摘完星，手向右上或左上摆动时，要目视掌心的劳宫穴，意念专注于腰部的命门，自然呼吸。

3.有颈椎病的患者，头部扭动可能受限，头向左上方或右上方倾斜时，动作幅度要灵活掌握；而有肩周炎或其他肩关节疾病的患者，体转时也要量力而行。

34 按揉脐腹，炼养兼顾

- 动作难度：★★☆☆☆
- 锻炼地点：家中、公园等较宽敞空间
- 锻炼时间：15分钟

【功 效】

收势的作用，主要是通过收气静养，按揉肚脐和腹部，由炼气转为养气，可以达到引气归元的作用，进而使练功者从练功状态恢复到正常状态。

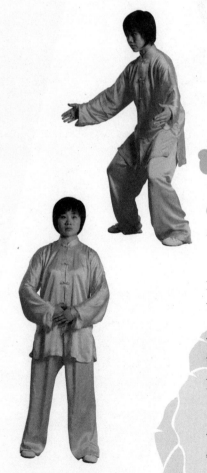

基本动作

1.两手的手掌外旋内翻，掌心转变成向内的方向，缓缓抱在腹部前面，注意两手要轻轻覆盖着肚脐，两个虎口处要交叉相握；与此同时，两腿的膝盖慢慢地伸直回来；眼光要目视前下方；静养片刻。

然后，两掌以肚脐为中心，开始轻揉腹部，先顺时针6圈，然后逆时针6圈。

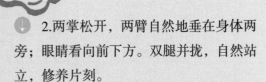

2.两掌松开，两臂自然地垂在身体两旁；眼睛看向前下方。双腿并拢，自然站立，修养片刻。

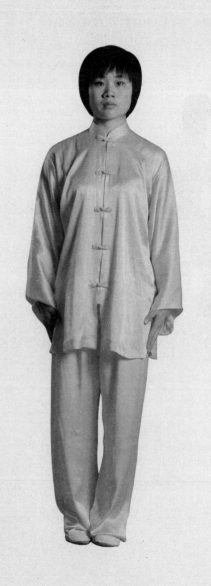

练习时的注意事项

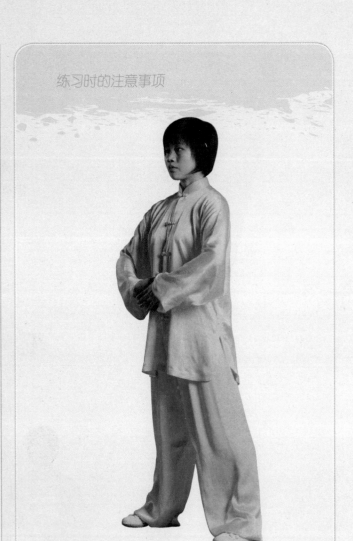

注意要做到"形松意静，收气静养"，也就是身体要放松，不能僵硬；意念保持平静，不急不躁，不疾不徐，慢慢收气到丹田处，达到养气的目的。

35 引气归元通血脉

- 动作难度：★★☆☆☆
- 锻炼地点：家中、公园等较宽敞空间
- 锻炼时间：15分钟

〖功　效〗

1.引气归元的一个重要作用就是调息，使气息逐渐平和下来，将练功时所得的体内与体外之气，导引入丹田，有调和气血、疏通经脉以及调理脏腑的保健功效。

2.通过搓手、浴面，可以使我们的精神面貌恢复常态，以便于收功。

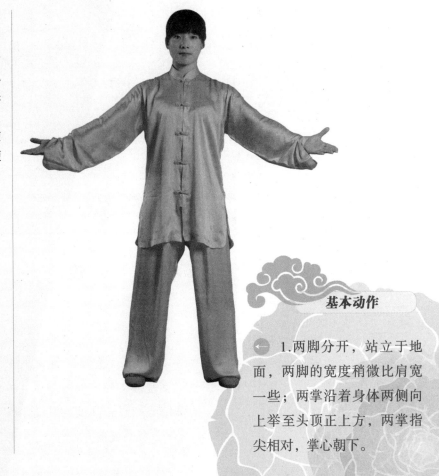

基本动作

1.两脚分开，站立于地面，两脚的宽度稍微比肩宽一些；两掌沿着身体两侧向上举至头顶正上方，两掌指尖相对，掌心朝下。

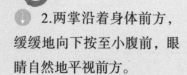

2.两掌沿着身体前方，缓缓地向下按至小腹前，眼睛自然地平视前方。

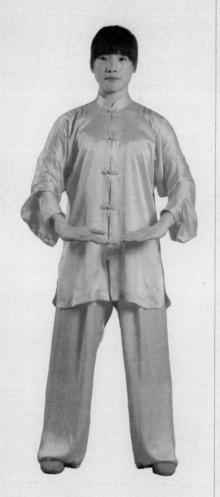

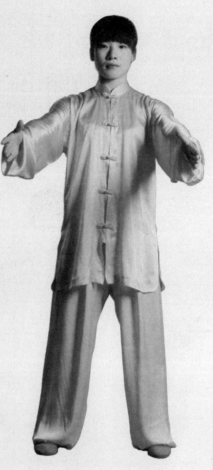

4.接着双手放至小腹前侧，两手虎口交叉，两个手掌紧紧地叠在一起；微微闭上双眼，静养一会儿，慢慢地将呼吸调匀，并意守丹田。

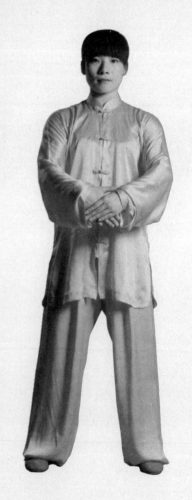

3.将动作1、2重复一遍之后，两手缓慢地在身体前方划平弧，两掌掌心相对，高度与肚脐相平，眼睛依然平视前方。

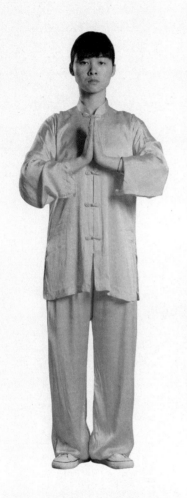

7.接下来，两手沿着头顶、耳后、胸前这样一个路线向下落，自然地下垂于身体两侧，眼睛平视前方。

8.最后，提起左脚，与右脚并拢在一起，左脚的前脚掌先着地，接着以全脚掌着地，眼睛注视前方，整个动作就完结了。

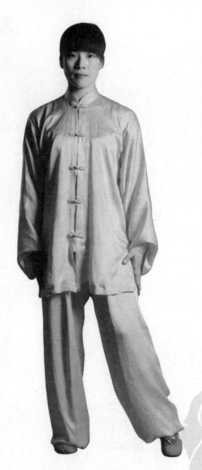

练习时的注意事项

1.两掌从上向下按时，全身每一个部位都要尽量放松，这种放松感一直延伸到脚底的涌泉穴。

2.两掌在小腹前划平弧的时候，动作要自然而圆活，仿佛在向前收拢一个大气团，意将气息合抱引入丹田。

5.静养几分钟后，慢慢地睁开双眼，然后两手合掌，在胸前来回相搓，一直到双手发热为止。

6.然后将发热的手掌轻轻地贴在脸上，上下摩擦，浴面3~5次。

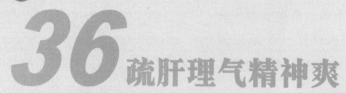疏肝理气精神爽

- 动作难度：★★☆☆☆
- 锻炼地点：家中、公园等较宽敞空间
- 锻炼时间：15分钟

【功 效】

1.肝主疏泄，肝气具有疏通、条达、升发、畅泄等多种生理功能。肝的这一功能正常，人体就能较好地协调自身的精神、情志活动，心情才会舒畅愉快，思考问题才会显得理智灵敏；如果疏泄不及，也就是肝气郁结，人就会感觉郁闷，变得多愁善虑；但如果疏泄太过，肝气上逆，整个人人就会性情大变，变得烦躁易怒，还有头晕头痛、失眠多梦等症状出现。

2.肝主藏血，肝有贮藏血液和调节血量的功能。如果肝藏血的功能异常，就会引起血虚或出血的病变。而如果肝血不足，不能濡养于目，则两目干涩昏花，或为夜盲。如果肝血不足失于对筋脉的濡养，则筋脉拘急，我们会感到四肢麻木，行动起来很不方便。

3.肝藏魂。有一个成语叫"魂不守舍"。有的人整天精神涣散，无论工作还是娱乐都难以集中思想，就像丢了魂一样，这是肝气虚弱造成的。还有的人夜里总做噩梦，两三点钟便会醒来，再难入睡，这是肝脏郁结的浊气在作怪。

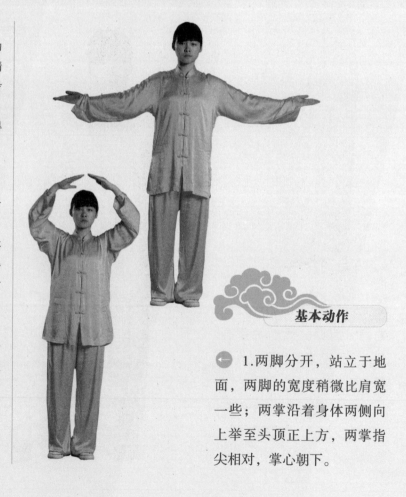

基本动作

1.两脚分开，站立于地面，两脚的宽度稍微比肩宽一些；两掌沿着身体两侧向上举至头顶正上方，两掌指尖相对，掌心朝下。

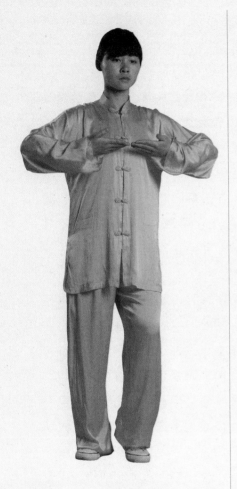

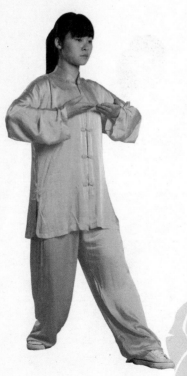

3.呼气，转肩翻掌，掌心向前，指尖向上，随呼气双手缓缓向左前方推出，同时左脚向左前方45度方向，用前脚掌擦地前移大半步，两腿呈弓箭步，重心在前屈的左腿上，右腿伸直。练习这个动作时需要注意两点：一是翻掌时以肩膀为轴心翻转，而不是旋转手腕翻掌，二是左脚向前移动时左脚掌要擦地前移而不是离地迈步。

2.两手保持指尖相对的姿势，慢慢从脸部前方向下按，直至小腹部。然后开始吸气，同时两手像托着一个重物一般，缓缓上移，至胸前与肩平行时吸气尽，左脚跟同时上提，左脚尖点地。

4.至呼气尽时反掌，掌心向上，指尖相对，向下收回至小腹前，同样伸左腿屈右膝，重心后移至右腿上，再开始吸气，如此反复5～10次，收回左腿。

5.再换右脚向右前方迈出一步，并重复5～10次。

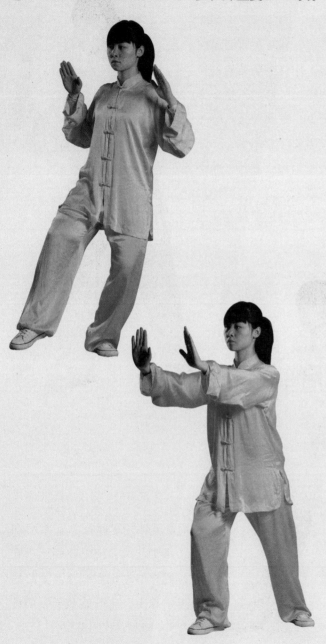

1.双手向上提时，要用鼻缓缓吸气，转肩翻掌时，要一边默念"嘘"字一边呼气，直到双手推至最前方时才停止呼气。

2.在最后收掌于小腹这个动作阶段，要注意屏息，既不吸气也不呼气，直到重心由左腿移至右腿时才开始吸气。

3.呼气时，默念"嘘"字要掌握技巧。"嘘"字的读音是"xu"，在语言学上来说，这属于牙音。在练习功法之前，大家可以对着镜子练习。一边发"嘘"字音，一边观察自己的口腔。口腔发出这个音，在吐气时嘴角要向后，槽牙上下对齐，中间留一点缝隙，槽牙与舌边亦有空隙。在发出声音吐气时，气体会从我们的槽牙中间、舌头两边的空隙中传出，呼出体外。掌握了这个发音动作，咱们才能发出准确的"嘘"字音。

*37*宁神静气养五内

- 动作难度：★★☆☆☆
- 锻炼地点：家中、公园等较宽敞空间
- 锻炼时间：15分钟

【功 效】

这一动作的作用是让我们宁静心神，调匀呼吸，内安五脏，端正身形。

宁静心神，大家都能领会，就是让你感觉自己是大自然中的一分子。内安五脏又是什么意思呢？就是以静涵养五脏了。传统养生学认为，人们寿命的长短，关键在于安脏腑。可生活中诸事劳心，我们的情绪常会波浪起伏，所谓"怒伤肝、思伤脾、喜伤心、恐伤肾、忧伤肺"，不良情绪破坏着我们的健康。这一式能调节精神，使意念归一，让我们进入恬淡虚无、无私无欲、情绪平和的状态，利于安养五脏。

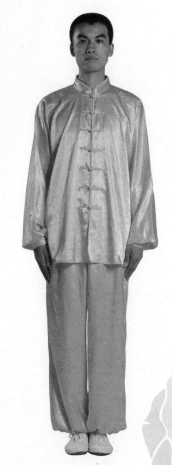

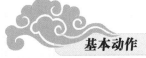

基本动作

具体做法就是两脚并拢站立，两手自然地垂于身体两侧，同时下颏微收，百会虚领，也就是头皮要放松，唇齿轻轻合拢，舌头自然地平贴于上腭，眼睛平视前方。

练习时的注意事项

　　完成这些动作的关键是要用意不用力，身体放松中正，使全身的肌肉、骨骼、神经、甚至细胞呈放松状态，彻头彻尾的放松。呼吸自然，目光温和内含，心气平和。双臂自然下垂时，垂肩要似肉之欲坠。

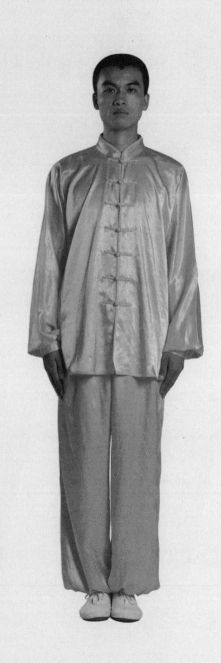

　　百会虚领指的是，位于头顶的百合穴位放松，以意导神轻轻贯于此处，不可用力，用力则会使头、颈的肌肉神经紧张，不但阻碍气血畅流，且使人有头重脚轻的感觉。

38 气血顺，方能疏肝明目

- 动作难度：★★☆☆☆
- 锻炼地点：家中、公园等较宽敞空间
- 锻炼时间：15分钟

【功 效】

1.口吐"嘘"字诀，可以泻出肝脏里的浊气，并且调理肝脏的功能。同时配合两目圆睁，还能起到疏肝明目的功效。

2.在做"嘘"字诀的导引动作时，两只手的掌心向上，从腰间向侧面做出向左、向右的"穿掌"动作，左右两个穿掌动作交替练习，可以让身体尤其是腰肢部位得到舒展，让淤积在这里的肝气得到升发，还可以调和气血。

3.身体的左右旋转，使腰部及腹内的组织器官得到锻炼，不仅能提高中老年人的腰膝及消化功能，而且还能使人体的带脉得到疏通与调节。

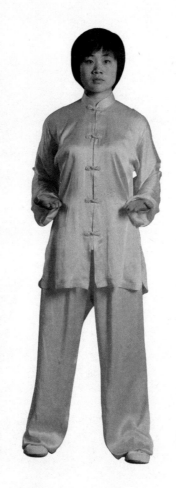

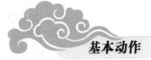

基本动作

1.先将两只手松开，记住掌心要向上，两手的小指都轻轻贴着腰际，然后向后一直收到腰间；两眼看向前下方。两只脚不动，身体向左转90度；同时，右手的手掌由腰间缓缓向左穿出，大约和肩膀同高即可。

在做这个动作的同时，还要与口音配合，口总吐出"嘘"字的读音；而眼睛也要跟随着动作渐渐睁大，不要左顾右盼，而要看着自己右掌伸出的方向。

2.右手的手掌沿着原路，收回到腰间来。同时，身体也要缓缓回转，一直转回到正前方。在做这个动作的同时，眼睛要看着前下方。

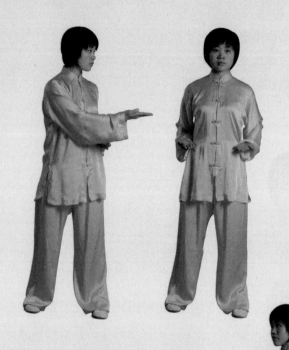

3.身体徐徐向右转，转到90度的方向；同时，左手的手掌顺着腰间缓缓向右侧穿出，大约与肩膀同高度，并且和动作一样，也要口吐"嘘"字的读音；我们可以看到，动作三和动作一是相互左右对称的。在做动作三的同时，眼睛也要跟随着动作渐渐睁大，看着左手手掌伸出的方向。

练习时的注意事项

1."嘘"字吐气法："嘘"字的读音是"xu"，在语言学上来说，这属于牙音。大家可以对着镜子一边发"嘘"字音，一边观察自己的口腔。口腔发出这个音，在吐气时嘴角要向后，槽牙上下对齐，中间留一点缝隙，槽牙与舌边亦有空隙。在发出声音吐气时，气体会从我们的槽牙中间、舌头两边的空隙中传出，呼出体外。掌握了这个发音动作，咱们才能发出准确的"嘘"字音。

2.在习练六字诀的时候，既要注意动作的准确性，也要留心自己口音的正确和节奏。但是，不要把这两方面分割开来看，它们两者的节奏应该是统一、协调的。所以在做"穿掌"动作的时候，口中吐出"嘘"字音；在做"收掌"动作的时候，鼻子吸气。一穿一收，一呼一吸，动作要和呼吸协调一致，而不要顾此失彼。

39 调匀呼吸，养气安神

- 动作难度：★ ★ ☆ ☆ ☆
- 锻炼地点：家中、公园等较宽敞空间
- 锻炼时间：15分钟

【功 效】

1.这一动作，可以使习练者的身体放松下来，保持心平气和，渐渐进入到情绪平稳的练功状态，并且具有沟通任、督二脉的作用，有利于全身气血的运行。

2.此势还可以起到集中注意力、养气安神的作用，如果习练者正处于疲劳的状态，预备势还可以放松身心，对消除疲劳有一定的效果；如果习练者的内心焦虑、心烦意乱，预备势也可以帮助习练者更快地平静下来，而不至于带着烦乱的情绪去进行六字诀的习练。

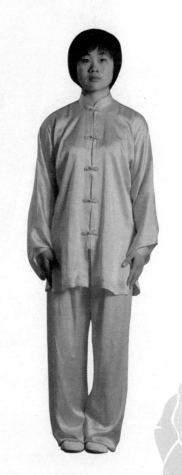

基本动作

1.双脚自然站立，双手手臂自然地下垂，全身保持中整平和的状态。

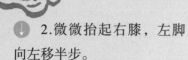

2.微微抬起右膝，左脚向左移半步。

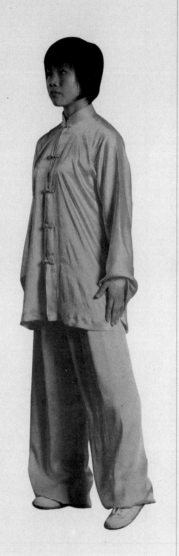

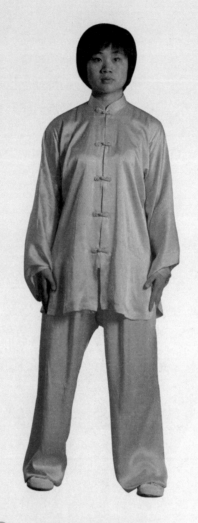

练习时的注意事项

1.此势没有多余的动作，主要是一个站立的姿势。但要注意的是不要用嘴呼吸，而应该用正常状态下的鼻吸鼻呼，保持自然呼吸的状态。

2.做这一动作的时候，要面带微笑，思想安静，全身放松。

3.头部和脖子都要保持端正，下颏（也就是下巴）要微微往里收一点，脊骨竖直，但不要昂首挺胸，而应该微微含胸。唇齿要合拢，舌尖放平在口腔之中，轻轻地贴住上腭。两眼的目光看向前下方。两脚平行站立，大约与肩同宽。

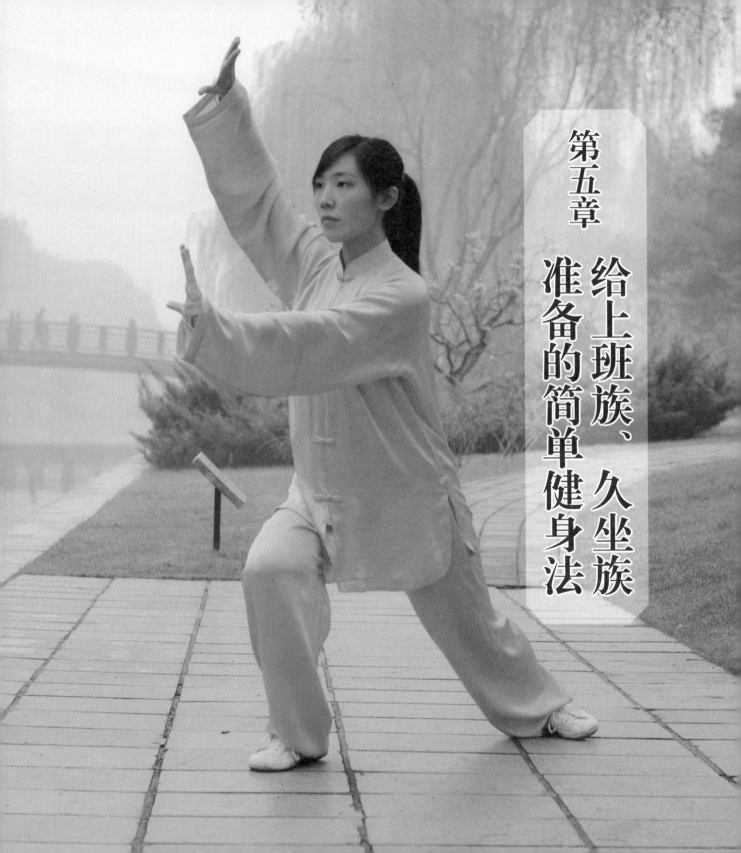

第五章

给上班族、久坐族
准备的简单健身法

40 排出毒素，一身轻松

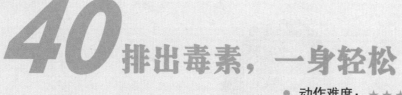

- 动作难度：★ ★ ★ ☆ ☆
- 锻炼地点：家中、公园等较宽敞空间
- 锻炼时间：20分钟

【功 效】

这一招式能够有效刺激膀胱经，这条经脉可以说与人体内任何疾病都有直接或间接的关系，但最主要的还是头部、颈部、背部、腰部以及腿部的疾病。所以，这一式对头痛、脖子痛以及背部、腰部、腿部疼痛等症有良好的防治功效。

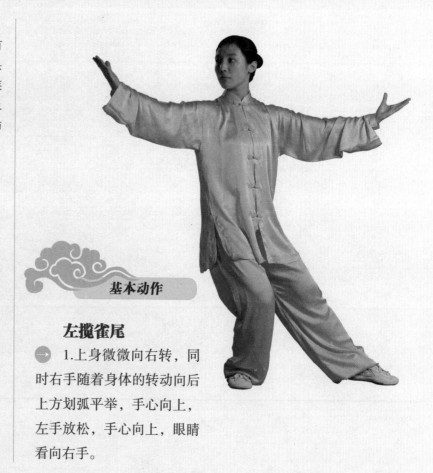

基本动作

左揽雀尾

→ 1.上身微微向右转，同时右手随着身体的转动向后上方划弧平举，手心向上，左手放松，手心向上，眼睛看向右手。

2.身体继续向右转，左手自然下落，经腹前划弧至右肋前，手心向上；同时，弯曲右手手肘，掌心转向下，右手收至右胸前，两个手心上下相对成抱球状；身体的重心落在右腿上，左脚收至右脚内侧，以脚尖点地；眼睛看向右手。

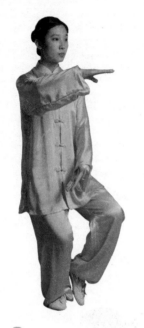

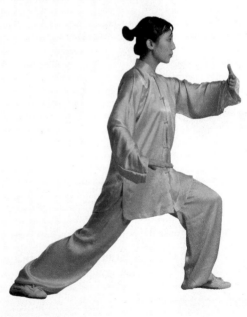

3.上身微微向左转，左脚向左前方迈出一大步，上身继续向左转，右腿自然向后蹬直，左腿屈膝成左弓步；同时左臂向左前方掤出，也就是左臂平屈于胸前，用前臂外侧和手背向前方推出，推出之后，高与肩平，手心向后；右手自然下落于右胯旁，手心向下，指尖向前；眼睛看向左前臂的方向。

4.身体微微向左转，随后，左手向前伸展并翻转掌心向下，右手翻转掌心向上，经腹前向上、向前伸至左前臂下方，两手手心斜相对；然后，两手向下捋，也就是上身向右转，两手经腹前向右上方划弧，直到右手手心向上，与肩膀同高，左臂平屈于胸前，手心向后；同时身体的重心移到右腿上，眼睛看向右手的方向。

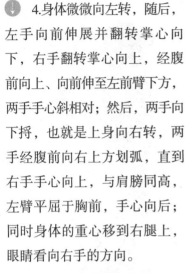

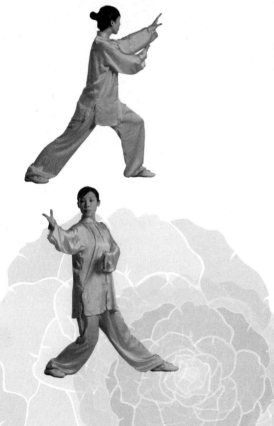

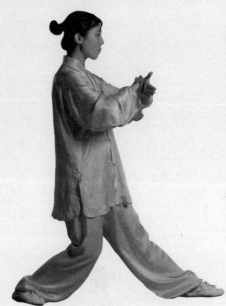

6.左手翻转掌心向下，右手经左腕上方向前、向右伸出，同样手心向下，两手在同一个高度，随即两手左右分开，与肩同宽；然后右腿屈膝，上身慢慢向后坐，身体的重心移到右腿上，左脚尖向上翘起；同时，两手屈肘慢慢收回至腹前，双手手心都朝向前下方；眼睛平视前方。

5.身体再次微微向左转，右臂屈肘折回胸前，右手附在左手腕内侧，相距大约5厘米，上身继续向左转，同时双手慢慢向前挤出，左手心向后，右手心向前，并注意左前臂要成半圆形；身体的重心慢慢向前移，弯曲左膝，伸直右腿，变成左弓步；眼睛看向左手手腕处。

7.身体的重心慢慢向前移，同时两手向前、向上按出，掌心向前；左腿向前弓步，右腿向后蹬直，成左弓步；眼睛平视前方。

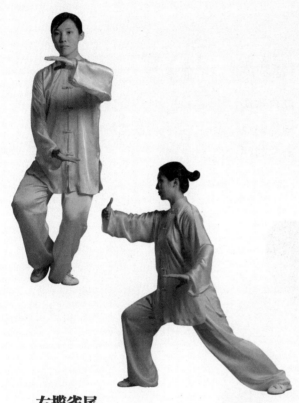

右揽雀尾

与上式相接。上身向后坐并向右转，身体的重心移到右腿上，左脚尖向内扣；右手先向右平行划弧至右侧，再从右下方经小腹前向左上方划弧至左肋前，掌心朝上；左臂收回，平屈于胸前，左手掌心向下，两手相对成抱球状；同时，身体的重心再次移到左腿上，右脚收到左脚内侧，右脚尖点地，眼睛看向左手的方向。

其余动作与"左揽雀尾"一式中动作3、4、5、6、7相同，但注意方向左右相反。

练习时的注意事项

1．"揽雀尾"实际上就是"掤、捋、挤、按"四个分势的总和。当双手向前"掤"、"挤"、"按"时，都要注意保持上身正直。当手势成定势时，腿要成弓步，同时还要放松腰部。

2．在"捋手"、"搭手"和"收掌"时，则要保持含胸拔背的姿势，以体现蓄势待发的气势。

3．无论做哪个分势，都要以腰部为轴转动身体，使动作看上去饱满而圆活。

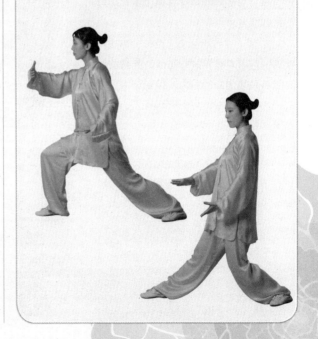

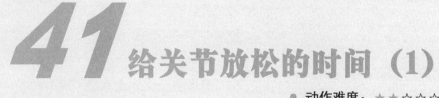

41 给关节放松的时间（1）

- 动作难度：★★☆☆☆
- 锻炼地点：家中、公园等较宽敞空间
- 锻炼时间：15分钟

【功 效】

1. "两手托天"顾名思义，是通过两手交叉向上托的动作，缓慢用力，保持抻拉，可以达到"理三焦"的作用。所谓"三焦"，是六腑之一，是上、中、下三焦的合称。而在经络学上，"三焦"也有手少阳三焦经脉的意思。理三焦，也就是使三焦通畅，全身的气血都得到调和。

2. 第一式两手上托、拨云、捧抱等动作，可以对躯干进行拉伸，并且舒展上肢各关节周围的肌肉、韧带和关节软组织，对于防治常见的肩部疾患、预防颈椎病等，都具有良好的作用。

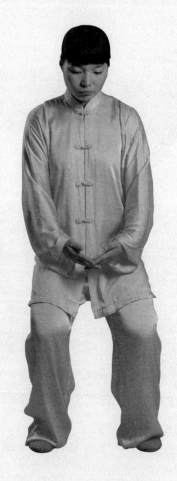

基本动作

1.两手臂外旋，微微落下来，两手掌的五指都要分开，在腹部前面呈现交叉状态，注意掌心要向上，眼睛要看向前方。

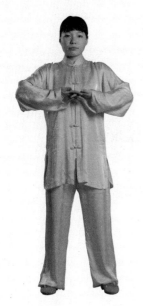

2.上半身的动作不停。原本微微弯曲的两腿，现在徐缓挺膝，回复到伸直的状态；与此同时，两掌上托，一直托到胸口前面，紧接着两臂内旋向上托起，掌心向上；抬头，眼睛看向两掌。

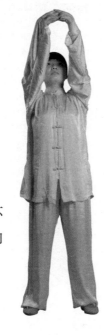

3.上体的动作仍然继续不停。两臂继续上托，掌心向上，抬头眼睛看向两掌。

4.身体的重心缓缓下降；两腿的膝关节微微弯曲起来；同时，双手十指慢慢分开，两臂分别向身体的两侧落下来，两掌捧在腹部前面，掌心要向上；眼睛仍然看向前方。

本式托举、下落为一遍，共做六遍。

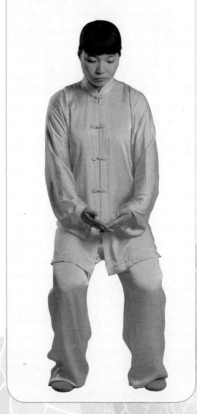

练习时的注意事项

1.两掌上托的时候，要舒胸展体，略有停顿，保持抻拉。

2.两掌下落的时候，要松腰沉髋，沉肩坠肘，松腕舒指，上半身保持中正的状态。

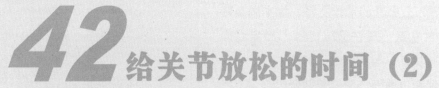

42 给关节放松的时间（2）

- 动作难度：★ ★ ★ ☆ ☆
- 锻炼地点：家中、公园等较宽敞空间
- 锻炼时间：15分钟

【功 效】

1.中医认为，"呵"字诀与心相应。口吐"呵"字具有泻出心中浊气、调理心脏功能的作用。

2.通过捧掌上升，翻掌下插，外导内行，使肾水上升，以制心火；心火下降，以温肾水，达到心肾相交，水火既济，调理心肾功能的作用。

3.两掌的捧、翻、插、拨，肩、肘、腕、指各个关节柔和连续地屈伸旋转运动，锻炼了上肢关节的柔韧性、功能的协调性，有利于防止中老年人的上肢关节退化等病症。

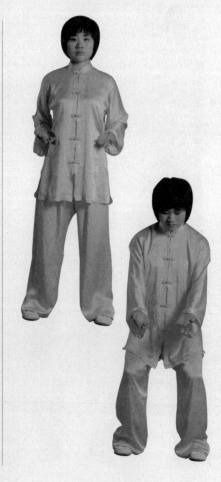

基本动作

1.首先缓缓吸气，在吸气的同时，两手手掌的小指轻轻贴着腰际，微微地向上提起，注意手指尖要朝着斜下方的方向，而眼睛要看着前下方。然后屈膝向下蹲，注意不要蹲得太深。同时，两只手掌缓缓向前下约45度的方向插出，两手的手臂微微地弯曲一点，注意眼睛要看着自己的手掌，不要左顾右盼。

2.微微地弯曲手肘，把手臂收回来，两只手的手掌的小指相互靠拢来，注意掌心要向上，形成"捧掌"的动作，好像两手捧着一个物体一样。需要注意的是，两只手掌的位置要和自己的肚脐高度相平，而眼睛也要注意看着两只掌心。

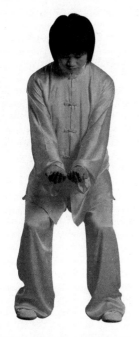

3.原本微蹲的姿势，现在让两膝缓缓地伸直，站直身体。与此同时，两只手肘继续弯曲，把两只手掌慢慢地捧到

胸前来，注意掌心仍然要保持着向内的方向。一直到两手的中指大约和自己的下颏（也就是下巴）同高。同时，眼睛要看着前下方。

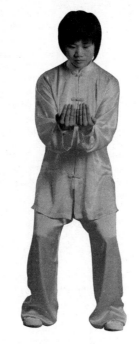

4.两手肘向外展开，大约和肩膀同样高度即可。与此同时，原本掌心向上的两只手掌，也要随着手肘方向的变化而发生变化，两掌内翻，左右手掌的手背靠在一起。然后，把两只手掌慢慢地向下插去。

5.两掌继续向下插，一直到肚脐的高度时，微微地屈膝向下蹲，注意不要蹲得太低；与此同时，两手的手掌内旋外翻，掌心变成向外的方向，缓缓地向前拨出，一直到左右手臂抱成一个圆形的姿势。同时，眼睛仍然要看着前下方。

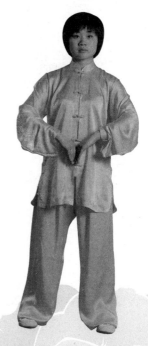

注意在做这个动作的同时，眼睛仍然要看着前下方。而从插掌的动作开始，口中缓缓吐出"呵"字音。

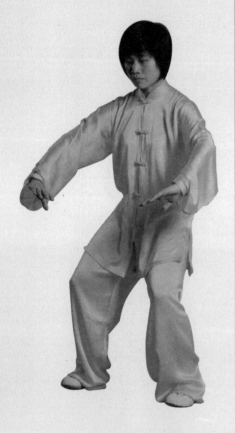

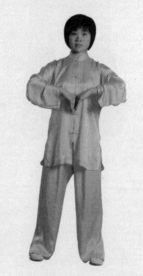

7.两膝从微蹲的姿势缓缓伸直，身体站直的同时，弯曲两手的手肘，两掌捧到胸前的位置，掌心一定要朝内，两手中指的高度大约和下颏同高；眼睛看着前下方。

8.两手肘向外展开，大约与肩同高；与此同时，两手掌向内翻，手指要朝向下方，而手掌的掌背要相靠。然后两掌缓缓下插，眼睛看着前下方。从插掌的动作开始，口中吐出"呵"字音。

6.两只手掌外旋内翻，掌心又变成向上的方向，在腹部前面的位置，再次形成"捧掌"的动作。这个时候，眼睛要看着两只手掌的掌心。

动作5到动作8，重复做4遍。本式共吐"呵"字音6次。

练习时的注意事项

1."呵"字吐气法："呵"字的读音是"he"，属于"舌音"。口腔在发声吐气时，可以感觉到舌头是向上拱起的，舌边轻轻贴着上槽牙，气体能从舌头和上颚之间缓缓呼出体外。

2.习练"呵"字诀，同样要掌握呼吸吐纳与动作导引的节奏。当两手掌做捧起的动作时，鼻子要吸气；当做插掌、外拨的动作时，则要呼气，口中吐出"呵"字音。

43 如小鹿般奔跑，给颈椎腰椎减压

- 动作难度：★★☆☆☆
- 锻炼地点：家中、公园等较宽敞空间
- 锻炼时间：10分钟

【功 效】

1.两臂内旋前伸的动作，可以使肩部和背部的肌肉都得到充分的拉伸，对肩颈综合征、肩关节周围炎等症有良好的防治作用；向后弓背向内收腹的动作，有助于矫正脊柱畸形，并能增强腰背部的肌肉力量。

2.向前落步时，气充丹田，身体重心后坐时，整条脊柱向后弯，内夹尾闾，气运命门穴，打开大椎穴，能疏通督脉经气，有振奋全身阳气的作用。

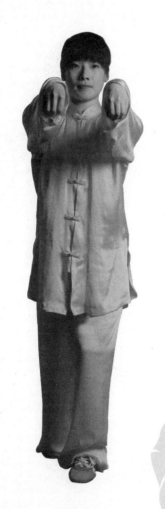

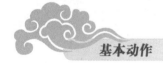

基本动作

1.左脚向前迈出一步，弯曲左膝，伸直右腿，成左弓步；同时，两手握空心拳，向上、向前划弧至体前，弯曲手腕，双手与肩相平，双手之间的距离与肩同宽，拳心向下；眼睛注视着前方。

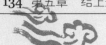

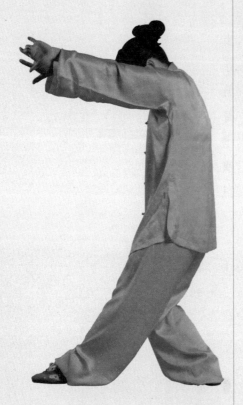

3.将身体的重心向前移，上身直立，伸直右腿，弯曲左膝，成左弓步；尽量地放松肩部，并使双肘向下沉，将两臂向外旋转，双手握拳，"鹿角"变成空心拳，双手的高度与肩相平，拳心向下；眼睛注视着前方。

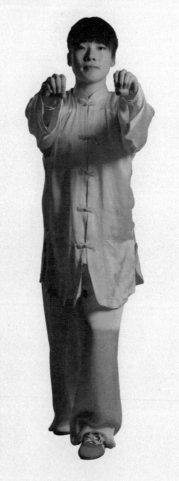

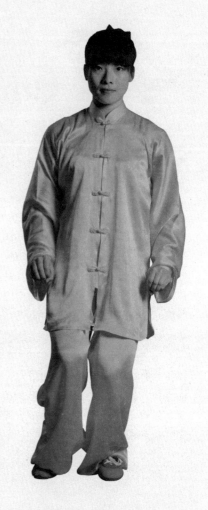

2.将身体的重心向后移，伸直左膝，左脚全脚掌着地，弯曲右膝；头向下低，背向内弓，并向内收腹；同时，两臂向内旋转，两掌向前伸展，手背相对，空心拳变成"鹿角"。

4.收回左脚，两脚平行站立；然后松开拳头，双掌自然下落于身体两侧；眼睛同样看向前方。

5.重复动作1～4一遍，但注意动作左右相反，即在动作1中，先向前迈右脚。

6.再重复动作1～5一遍之后，两掌向身体的侧前方举起，至与胸同高的位置，掌心朝上，眼睛注视着前方；然后弯曲手肘，向内收拢双掌并向下按，自然垂落于身体两侧；眼睛自然地平视前方。

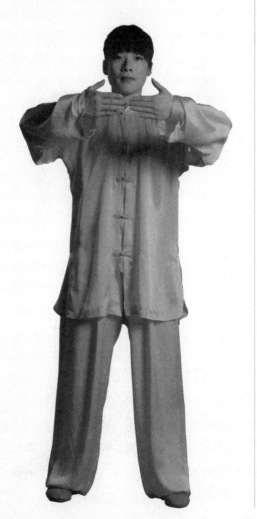

练习时的注意事项

1.在抬腿向前迈步时，步子要有弧度，落步要轻灵，模仿鹿的轻捷舒展、自由奔放。

2.手握空心拳向前必须要有弧度，不能直来直往，而且高度必须与肩同高，不能或高或低。

3.在身体向后坐时，向前伸直两臂，向内含胸，以使背部形成"横弓"状；同时，头向前伸，背部尽量向后拱，腹部向内紧收，臀部也向内收紧，形成"竖弓"状，这样可以使腰部和背部都得到充分的拉伸。

4.动作要与呼吸相互配合好，当身体向后坐时，应该与吸气配合；当身体重心向前移时，则应与呼气相配合。

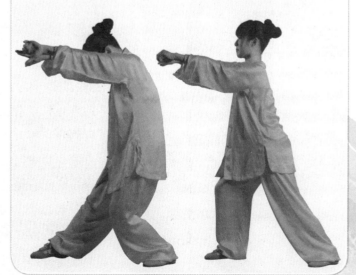

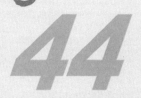

44 "游泳圈"不见了

- 动作难度：★★★☆☆
- 锻炼地点：家中、公园等较宽敞空间
- 锻炼时间：10分钟

【功 效】

1.腰部的侧屈拧转动作，可以使整个脊椎都得到充分的旋转，如此便可增强腰部的肌肉力量，还可以减少腰部的脂肪堆积，避免腰部发胖。

2.在鹿抵的动作中，有一个是目视后脚脚跟，这个动作加大了转动腰部的幅度，可以防治腰椎小关节紊乱症等腰部疾病。腰椎小关节紊乱症，又叫做小关节滑膜嵌顿。正常相邻的两个椎体之间除了由韧带连接之外，还依赖于椎间的椎间盘关节，以及椎后一对由上下关节突构成的关节突关节，通常又叫做小关节。小关节可说是腰椎活动的支点。当我们的腰部突然扭伤或者在弯腰时猛然起立，极易使关节突周围的滑膜组织嵌入小关节之间，造成小关节脱位，这时我们的腰部会出现异乎寻常的剧痛感。鹿抵中这个目视后脚脚跟的动作，可以增强腰部的灵活性，预防腰部扭伤，所以又可以防治腰椎小关节紊乱症。

3.鹿抵还有强腰补肾、强筋健骨的功效。

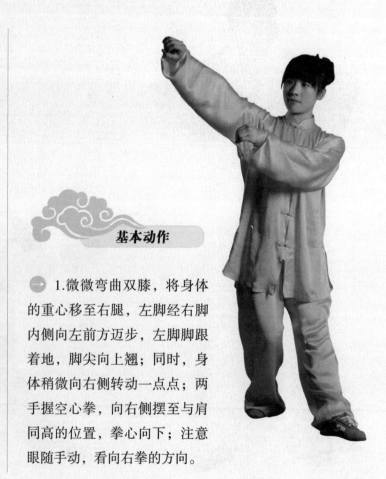

基本动作

→ 1.微微弯曲双膝，将身体的重心移至右腿，左脚经右脚内侧向左前方迈步，左脚脚跟着地，脚尖向上翘；同时，身体稍微向右侧转动一点点；两手握空心拳，向右侧摆至与肩同高的位置，拳心向下；注意眼随手动，看向右拳的方向。

2.将身体重心稍微前移，然后弯曲左膝，左脚全脚掌着地，踏实地面，左脚脚尖稍稍向外展，伸直右腿，右脚同样踏实地面；同时，身体向左转，两手掌成"鹿角"，向上、向左、向后划弧。注意掌心向外，指尖朝后，弯曲左肘并尽量向外侧伸展，左肘抵靠着左腰侧；右臂举至头前，尽量向左后方伸抵，掌心向外，指尖朝后；眼睛注视着右脚脚跟。

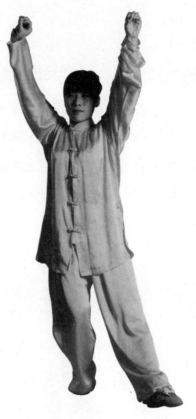

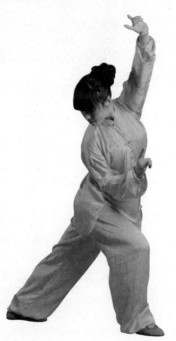

3.然后，将身体向右转动，收回左脚，两脚平行站立；同时，双手向上、向右、向下划弧，两手握空心拳自然下落于身体两侧；眼睛看向前下方。

重复动作1～3，只不过左右相反。即右脚向前迈步，两手向上、向右、向后划弧。将动作1～4再重复一遍。

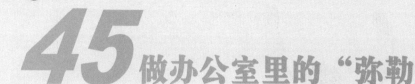

45 做办公室里的"弥勒佛"

- 动作难度：★★☆☆☆
- 锻炼地点：家中、公园等较宽敞空间
- 锻炼时间：15分钟

【功 效】

1.心火，也就是指的心热火旺的病症，从中医理论上来说，它属于阳热内盛的病机。在练习八段锦第五式的时候，通过两腿下蹲的动作，摆动尾闾部位，可以刺激脊柱、督脉等部位；而通过摇头动作，又可以刺激大椎穴，从而达到疏经泄热的作用，有助于去除心火。

2.在摇头摆尾过程中，脊柱腰段、颈段大幅度侧屈、环转及回旋，能够使整个脊柱的关颈段、腰腹及臀、股部肌群，全都参与收缩，这样既增加了颈、腰、髋的关节灵活性，也增强了这些部位的肌力。

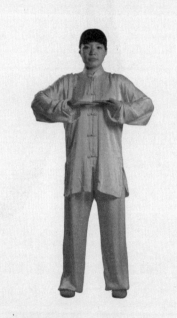
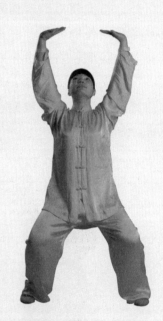

基本动作

⬆ 1.身体重心左移；右脚向右开步站立，两腿膝关节自然伸直；同时，两掌上托与胸同高时，两臂内旋，两掌继续上托至头上方。

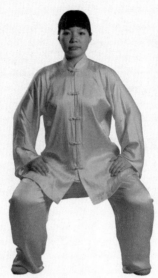

2.上动不停。两腿徐缓屈膝半蹲成马步；同时，两臂向两侧下落，两掌扶于膝关节上方，肘关节微屈，小指侧向前；目视前方。

4.上动不停。身体重心左移；同时，上体由右向前、向左旋转；目视右脚。

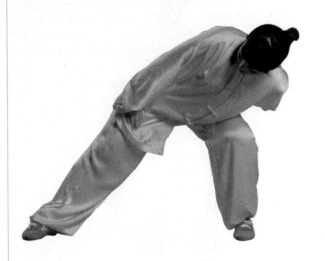

3.身体重心向上稍升起，而后右移；上体先向右倾，随之俯身；目视右脚。

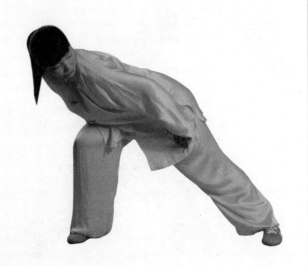

5.身体重心右移，成马步；同时，头向后摇，上体立起，随之下颏微收；目视前方。

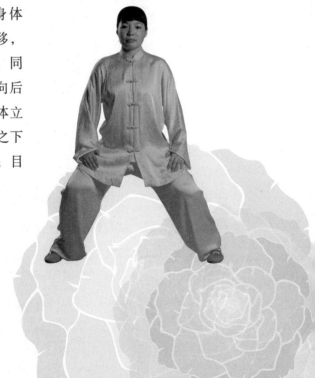

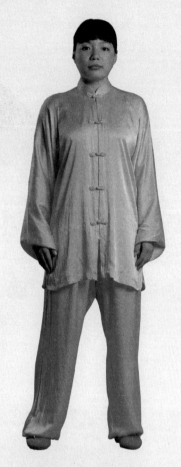

练习时的注意事项

1.马步下蹲要收髋敛臀，上体中正。

2.摇转时，颈部与尾闾对拉伸长，好似两个轴在相对运转，速度应柔和缓慢，动作圆活连贯。

3.年老或体弱者要注意动作幅度，不可强求。

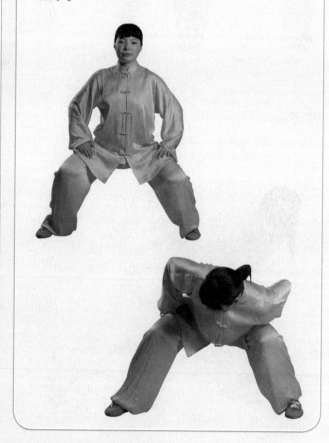

6.同动作3至动作5，唯左右相反。

本式一左一右为一遍，共做三遍。

做完三遍后，身体重心左移，右脚回收成开步站立，与肩同宽；同时，两掌向外经两侧上举，掌心相对；目视前方。随后松腰沉髋，身体重心缓缓下降。两腿膝关节微屈；同时屈肘，两掌经面前下按至腹前，掌心向下，指尖相对；目视前方。

46 "文弱书生" 不健康

- 动作难度：★★☆☆☆
- 锻炼地点：家中、公园等较宽敞空间
- 锻炼时间：15分钟

【功 效】

1.通过腰的扭动，带动肩胛活动，可刺激背部夹脊、肺俞、心俞等穴，达到疏通夹脊和调练心肺之作用。

2.通过四肢上下协调活动，可改善软组织血液循环，提高四肢肌肉力量及活动功能。

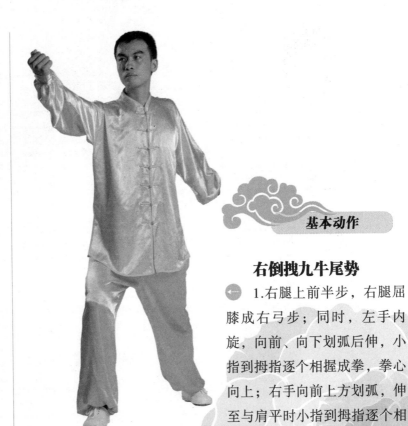

基本动作

右倒拽九牛尾势

← 1.右腿上前半步，右腿屈膝成右弓步；同时，左手内旋，向前、向下划弧后伸，小指到拇指逐个相握成拳，拳心向上；右手向前上方划弧，伸至与肩平时小指到拇指逐个相握成拳，拳心向上，稍高于肩；目视右拳。

2.身体重心后移，左膝微屈；腰稍微右转，以腰带肩，以肩带臂；右臂外旋，左臂内旋，屈肘内收，使前手置于胸前胸胁下，后手置于后腿股外，起落时膝腿动，身体不动；目视右拳。

3.然后，让身体的重心前移，屈膝成弓步；腰稍向左转，以腰带肩，又以肩带臂，两臂放松前后相合再分开，伸展自如；目视右拳。

重复2至3动作3遍。

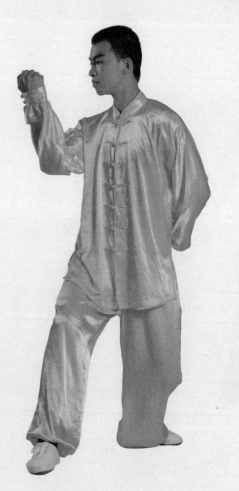

4.身体重心前移至右脚，左脚收回，右脚尖转正，成开立姿势；同时，两臂自然垂于身体两侧；目光平和地注视前下方。

左倒拽九牛尾势

左倒拽九 牛尾势与右倒拽九牛尾势动作、次数相同，但方向相反。

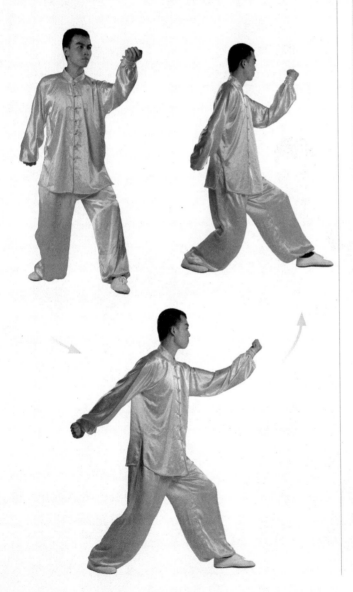

1.动作二时，双手犹如鹰爪拽牛尾，前腿蹬后腿弓，同时与腰的旋转紧密配合，松紧适宜，过程中自然配合吸气。

2.做动作三时，要以腰带肩，以肩带臂，力气贯到双臂和全身，过程中自然配合呼气。

3.腹部放松，目视拳心。

4.后退步时，尤其要注意掌握重心，使身体保持平稳。

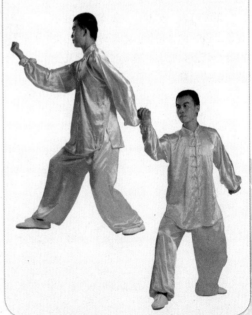

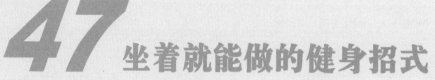

坐着就能做的健身招式

- 动作难度：★★☆☆☆
- 锻炼地点：家中、公园等较宽敞空间
- 锻炼时间：15分钟

【功 效】

1.出爪亮翅式的动作极其简单，无非是变荷叶掌为柳叶掌，通过两手手臂向前推掌、屈臂收拢双掌于胸前、展肩扩胸的动作导引，可反复开启云门、中府等穴，促进自然之清气与人体之真气，在胸中交汇融合，达到改善呼吸功能及全身气血的动作。

2.练习这一势时，下肢不动，唯手臂靠上肢的内劲前伸，推掌时，先轻如推窗，后重如排山，提高了胸背部及上肢肌肉的力量。

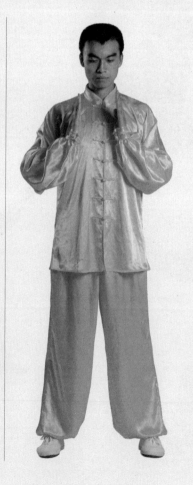

基本动作

1.将身体的重心移至左脚，右脚收回，成开立姿势，两脚距离约一尺宽；同时，双臂抬升呈"一字形"；然后，两只双臂同时内旋，摆至侧平举，两掌自然张开，掌心相对，指尖向前；两手内收于胸前，两手手型变成柳叶掌，立于胸前的云门穴前，掌心相对，指尖向上；目视前下方。

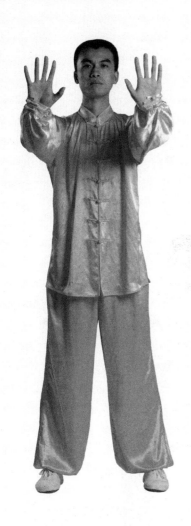

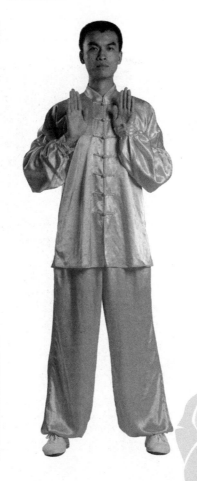

3.手腕放松，双肘微屈，将伸出去的两臂收拢于胸前，迅速变掌形，将荷叶掌变成柳叶掌，立于云门穴处；眼睛平视前方。

将动作2和动作3的动作重复2至3次，使双臂和肺得到充分的锻炼。

2.保持上式后展肩扩胸，然后松弛肩膀，用上身的内劲将两臂由轻到重地向前推伸出去，并逐渐转掌心向前，变成荷叶掌，指间有张力，指尖向上；眼睛圆瞪。

练习时的注意事项

1.两臂向前推掌时，身体端正，瞪眼怒目，似乎看见了令你发怒的一件事，同时运用内劲将两掌径直向前伸去，力道先轻后重，收掌时则舒缓自然，犹如海水还潮。

2.注意手型的变化，出掌时手型为荷叶掌，收掌于云门穴时则为柳叶掌。

3.这一式仍然要配合呼吸，推掌时吸气，肌肉有震震伏伏之感，两足与肩同宽，动则柔中有刚，静则绵里藏针。收掌时自然吸气。

48 前屈后伸，固肾健腰

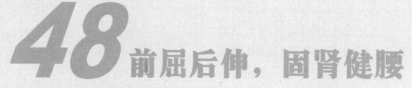

- 动作难度：★ ★ ☆ ☆ ☆
- 锻炼地点：家中、公园等较宽敞空间
- 锻炼时间：15分钟

【功效】

1.通过前屈后伸可刺激脊柱、督脉以及命门、阳关、委中等穴，有助于防治生殖泌尿系统方面的慢性病，达到固肾壮腰的作用。

2.通过脊柱大幅度前屈后伸，可有效发展躯干前、后伸屈脊柱肌群的力量与伸展性，同时对腰部的肾、肾上腺、输尿管等器官有良好的牵拉、按摩作用，可以改善其功能，刺激其活动。

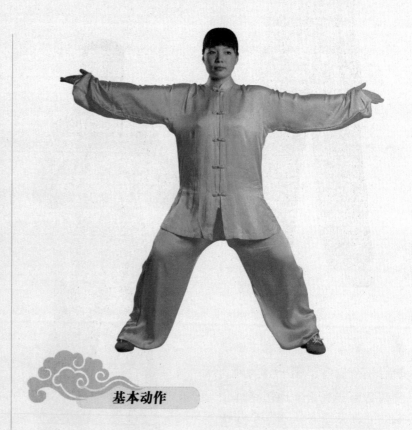

基本动作

1.两腿挺膝伸直站立；同时，两掌指尖向前，两臂向前、向上举起，肘关节伸直，掌心向前；目视前方。

2.两臂外旋至掌心相对，屈肘，两掌下按于胸前，掌心向下，指尖相对；目视前方。

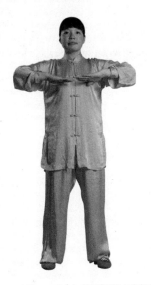

3.上动不停。两臂外旋，两掌心向上，随之两掌掌指顺腋下向后插；目视前方。

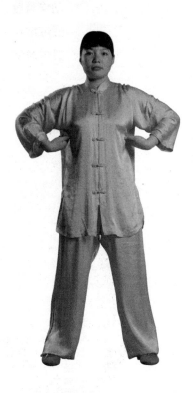

练习时的注意事项

1.反穿摩运要适当用力，至足背时松腰沉肩，两膝挺直，向上起身时手臂主动上举，带动上体立起。

2.年老或体弱者可根据身体状况自行调整动作幅度，不可强求。

4.两掌心向内沿脊柱两侧向下摩运至臀部；随之上体前俯，两掌继续沿腿后向下摩运，经脚两侧置于脚面；抬头，动作略停；目视前下方。

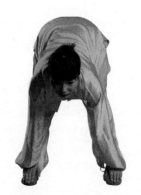

5.两掌沿地面前伸，随之用手臂举动上体起立，两臂伸直上举，掌心向前；目视前方。

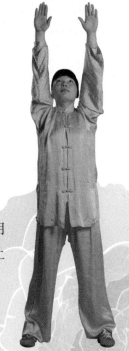

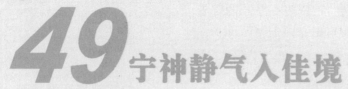

49 宁神静气入佳境

- 动作难度：★ ★ ☆ ☆ ☆
- 锻炼地点：家中、公园等较宽敞空间
- 锻炼时间：15分钟

【功效】

做这一动作，可以宁静我们的心神，调整好呼吸，内安五脏，留出足够的时间来端正练功时的身形，无论是从精神上，还是从肢体上，都做好练功前的准备。只有这样，才能卸掉一身的疲惫和烦躁，才能更好地为下面的工作攒足精力。

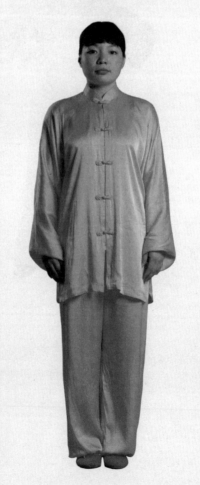

基本动作

← 1.两脚并步站立；两只手臂自然地放松，垂在身体两侧；身体保持中正，眼睛看向前方。

2．随着松腰沉髋，"髋"也就是咱们俗称的"胯骨"，就是腰部放松，胯骨下沉，然后将身体的重心转移到右腿上；左脚向左侧开步，脚尖朝前，大约与肩膀同宽；眼睛仍然看向前方。

3．两手臂向内旋，两掌分别向两侧摆起，大约与髋部同高，掌心要向后；眼睛仍看向前方。

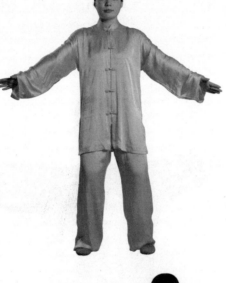

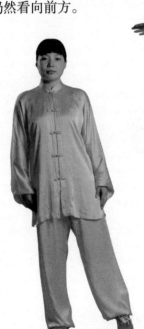

4．继续动作三，上半身的动作不要停下来，而两腿的膝关节稍稍弯曲；同时，两臂外旋，向前合抱在腹部前面，呈圆弧形，大约与肚脐同高，掌心要向内，两掌指间距大约是10厘米；仍然目视前方。

练习时的注意事项

1．在做这一动作的时候，记住头一定要向上顶，而下颏也就是下巴要微收，舌头抵住口中的上腭部位，双唇轻轻闭上；还要记住"沉肩坠肘"，也就是肩膀下沉，手肘下坠，不要呈现出虚浮的状态。而腋窝下则要虚掩，胸部要保持宽广舒畅，腹部保持松沉；收髋敛臀，上半身保持中正的状态。

2．作为一种养生功法，呼吸吐纳也是很重要的。从这一动作开始，就要保持呼吸徐缓，不要急促，气沉丹田，调息6～9次。

50 两手平开，肩部不再疼

- 动作难度：★★☆☆☆
- 锻炼地点：家中、公园等较宽敞空间
- 锻炼时间：15分钟

【功效】

1.文献口诀中说"足趾拄地。"所谓足趾拄地，说白了，就是脚趾抓地，这个动作既可以稳住下盘，使人重心稳定，又使人的心念寄托在掌心和足趾间，从而达到心平气静的境界，心平气静表现在外面的象征，就是文献口诀中所说的"目瞪口呆"了。同时，还能使下肢筋骨强健灵活，真气充足。

2.通过伸展上肢和立掌外撑的动作导引，起到梳理上肢等经络的作用，并具有调练心、肺之气，改善呼吸功能及气血运行的作用。而且，还可增强肩、臂的肌肉力量，释放肩部压力，有助于改善肩关节的活动功能，使肩部变得轻松柔软。也就是口诀中说的"两手平开"了。

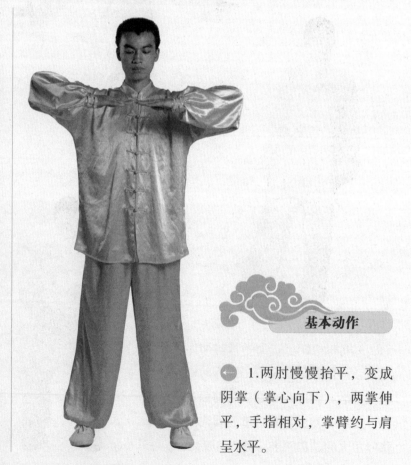

基本动作

1.两肘慢慢抬平，变成阴掌（掌心向下），两掌伸平，手指相对，掌臂约与肩呈水平。

2.两掌自胸前向前方伸展，掌心向下，指尖向前。

3.两臂向左右分开至侧平举，掌心向下，指尖向外。

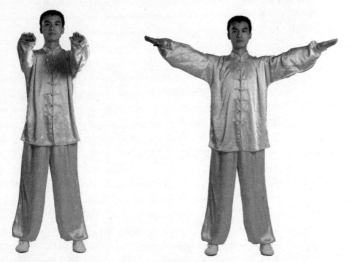

4.五指自然并拢，坐腕立掌；掌心向外，目视前下方。然后呼吸9～18次，每次呼气时，两臂用暗劲后挺，胸部挺张，以足趾抓地。每次呼气时，掌用暗劲向外撑，指尖内翘，脚跟微微提起离地。

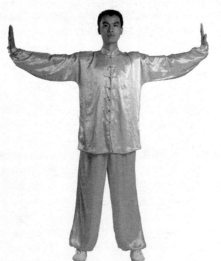

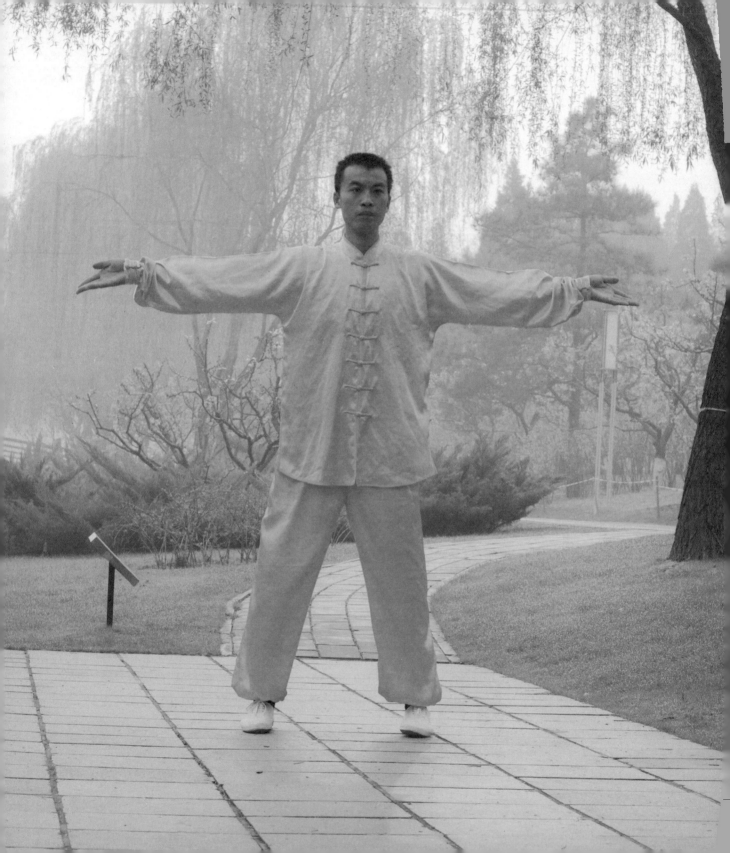

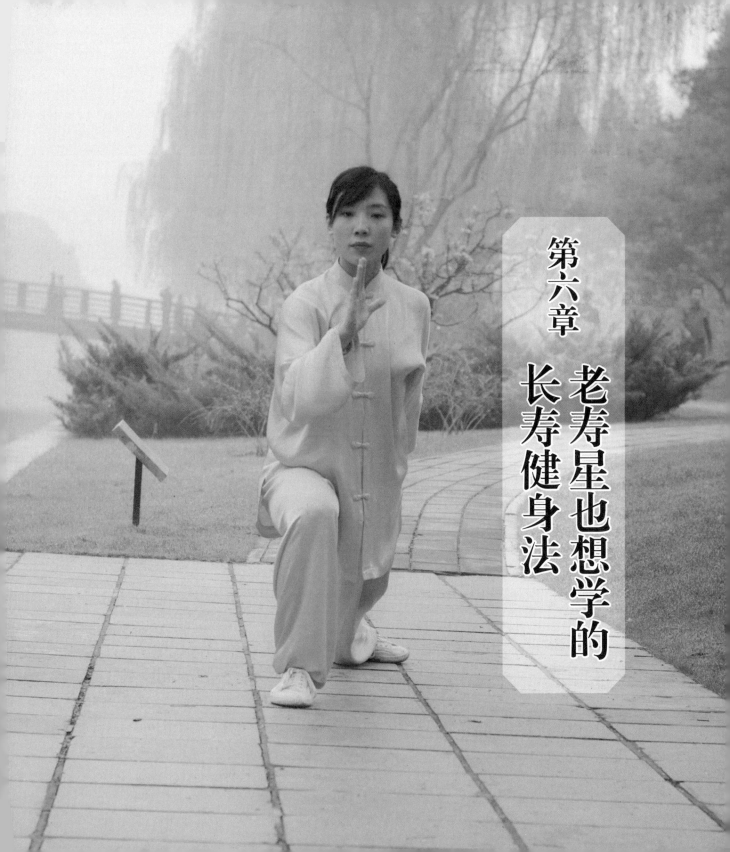

第六章

老寿星也想学的

长寿健身法

51

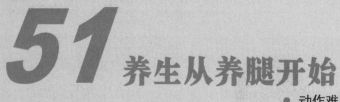

养生从养腿开始

- 动作难度：★★☆☆☆
- 锻炼地点：家中、公园等较宽敞空间
- 锻炼时间：15分钟

——【功 效】◀

1.这组动作能调理三焦之气，当四肢十爪全着地，形如猛虎欲扑食之态，前脚跟稍微抬起，然后，如文献口诀中所说的"昂头挺胸做探前势，偃背腰还似砥平"，也就是塌腰、挺胸、抬头、瞪目了，接着，通过后小腿屈伸配合上肢的起伏加上呼吸，很精彩的锻炼了肾，可起到肾气直达后踵的补阴效果。肾气调，肝脾得养，所以调理了三焦之气。

2.整套动作中，腿部得到了充分的锻炼，从直立，到弓步时向前扑按，到后腿屈膝，身子下蹲，极好地改善了腰腿肌肉活动功能，起到了强健腰腿骨骼的作用。

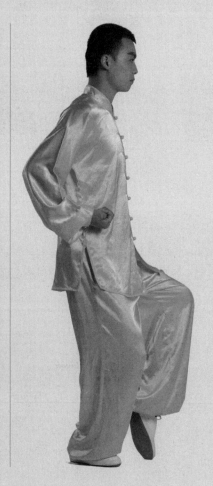

基本动作

左卧虎扑食势

1.身体站直，两手握固搁在章门穴，拳心向内；右脚的脚尖向内扣约45度，左脚收回至右脚内侧成丁步；同时，身体向左转约90度；眼睛也跟着身体向左转，视左前方。

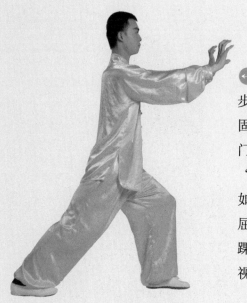

← 2.左脚向前迈出一大步，成左弓步状，同时，握固的两拳向上提升至肩部云门穴处，并内旋张开变成"虎爪"，向前扑按，犹如饿虎扑向食物，两肘稍屈；右腿伸直在后，左脚踝提起，左脚尖着地；目视前方。

3.然后，形如老虎前后摇摆，让躯干由腰到胸逐节屈伸，身体的重心也随之前后适度移动；同时，两只"虎爪"随着躯干的摇晃向下、向后、向上、向前绕环一周；然后，左脚向前一步，双"爪"撑地，后腿屈膝，脚趾着地，脚跟抬起，好似翘起的虎尾巴；随后塌腰、挺胸、抬头、瞪目，前躬后伸尽现老虎威风；目视前下方；呼吸9～18次，每次吸气时，两臂伸直，上体抬起，"虎"头抬起，呼气时，两肘微屈，胸部下落。

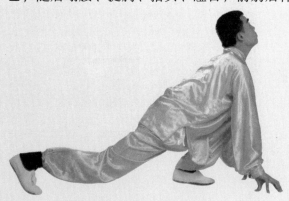

4.起身，双手握固收于腰间章门穴处；身体重心向后移，左脚尖内扣大约135度；身体重心向左移，同时，身体向右转动180度，右脚收至左脚内侧成丁步。

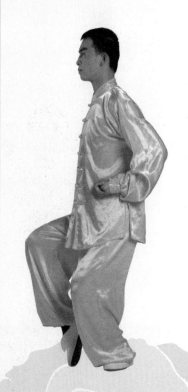

右卧虎扑食势

右卧虎扑食势与左卧虎扑食势动作相同，但方向相反。

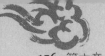

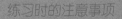

练习时的注意事项

1.做第二个动作的前半段时，要用躯干的蠕动，带动"双爪"前扑环绕，能加强上肢的灵活性和柔韧性。

2.做第二个动作的后半段，抬头、瞪目时，将力聚集指尖，腰背部向下塌，形如一张反拉开的弓。

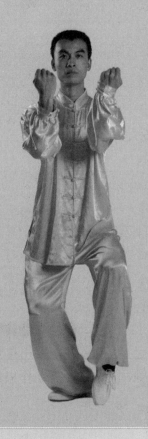

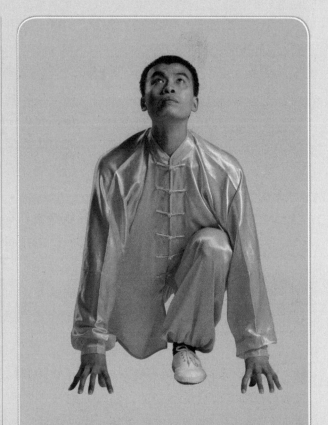

3.呼吸时，一定要注意整体配合，做到鼻口一吸一呼，两臂一伸一屈，上体一起一伏，三者间力求自然而然。

4.这组动作幅度比较大，最大限度地活动了下肢，年老和体弱者可根据自身状况调整动作幅度，俯身时，两"爪"向前下按至左膝前两侧即可，顺势逐步塌腰、挺胸、抬头、瞪目。动作稍停。

52 肾不老，人就不会老

- 动作难度：★★☆☆☆
- 锻炼地点：家中、公园等较宽敞空间
- 锻炼时间：15分钟

【功 效】

1.中医认为，"吹"字诀与肾相对应。口吐"吹"字具有泄出肾之浊气、调理肾脏功能的作用。

2."腰为肾之府"。肾位于腰部脊柱两侧，腰部功能的强弱与肾气的盛衰息息相关。本式动作通过两手对腰腹部的摩按，具有壮腰健肾、增强腰肾功能和预防衰老的作用。

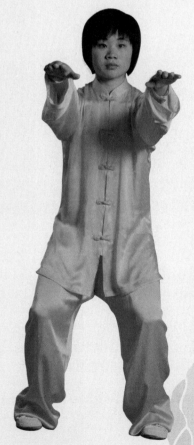

基本动作

1.两手的手掌往前推进，然后让手腕放松，把手掌向前伸出，让指尖指向前方，掌心向下。

2.两只手臂分别向左、右分开，形成侧平举的姿势，指尖所对的方向要向外。

4.微微地屈膝，身体向下稍蹲一点，但不要蹲得太深；与此同时，两手的手掌向下，沿着腰骶、两大腿的外侧向下滑行，再向后屈肘，提起手臂，让手臂在腹部前面环抱，掌心向内，指尖相对，大约与腹部保持水平。这时候眼睛要看着前下方，而且当两手的手掌从腰部乡下滑行时，口中吐出"吹"字音。

3.两臂向内旋转，而两手的手掌开始向后划出弧线，一直划到腰部，让掌心轻轻地贴在腰眼上。有些朋友可能找不到腰眼的位置，其实就在第4腰椎棘突下，旁边大约旁3.5寸的凹陷里。

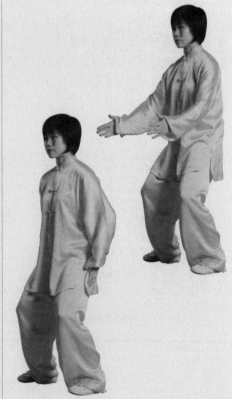

5.原本微蹲的姿势，现在让两膝缓缓地伸直，站直身体。与此同时，两只手掌缓缓地收回来，轻轻抚摸腹部，而指尖要斜向下，保持两手的虎口相对的角度。眼睛看向前下方。

7.当两掌到达后腰部位的时候，掌心要轻轻地贴着腰眼，指尖保持斜向下的角度。眼睛目视前下方。

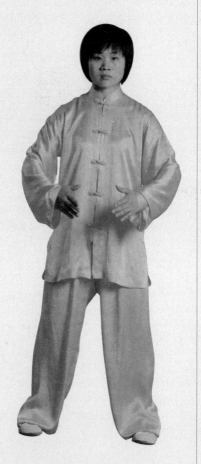

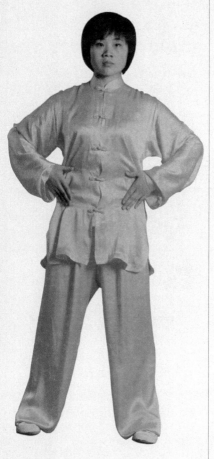

6.两只手掌沿着带脉，向后抚摩运行。

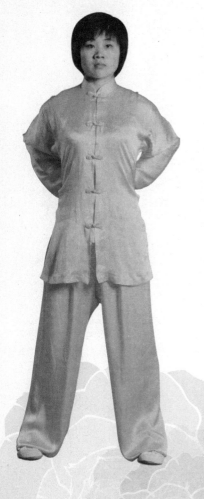

→ 8.微微地屈膝，身体向下稍蹲一点，与此同时，两手的手掌开始向下，沿着腰骶、两大腿的外侧往下滑行，再向后屈肘，提起手臂，让手臂在腹部前面环抱，掌心向内，指尖相对，大约与腹部保持水平。眼睛仍然目视前下方。

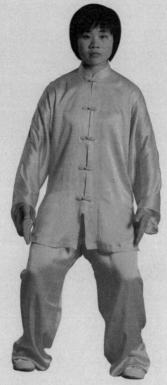

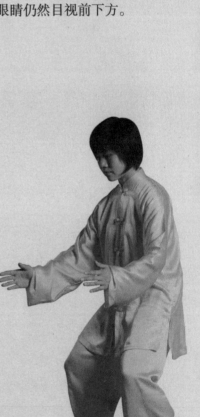

重复动作5到动作8共4遍。本式共吐"吹"字音6次。

练习时的注意事项

1．"吹"字吐气法："吹"字的读音是"chui"，从语言学上说，它属于唇音。在吐气发出"吹"滋阴的时候，口腔中的舌头，以及嘴角都会向后引，让槽牙处于相对的位置。上下两唇都向两侧拉开收紧，当气体从喉部出来，就能从舌头两边绕舌下来，经过唇间，缓缓地呼出体外。

2．动作导引与呼吸吐纳保持一致性：两手的手掌从腰部向下滑行、环抱在腹部前面的时候，呼气，口吐"吹"字音；而当两掌向后收回、横向抚摩至腰部的时候，用鼻子吸气。

53 肾的保养讲究多

- 动作难度：★★☆☆☆
- 锻炼地点：家中、公园等较宽敞空间
- 锻炼时间：15分钟

【功 效】

摸法行气肾经，有温阳驱寒的作用，因肾喜温恶寒，所以摸法对于固精益肾很有好处。而且在这个功法中，有一个动作是双手在提前作顺逆时针画圈运动，这个动作能够带动腰眼部左右旋转，腰眼位居"带脉"（带脉，乃人体奇经八脉之一，因这条经脉就像一条带子一样缠绕在腰间而得名），也是肾脏所在之处，这样旋转可以很好地按摩腰眼，从而达到温煦肾阳、强壮腰脊的功效。此外，中医里有肝肾同源的说法，保养好了肾脏，也就等于保养好了肝。所以，五行掌中的摸法既能养肾，又能调肝，经常锻炼非常有好处。

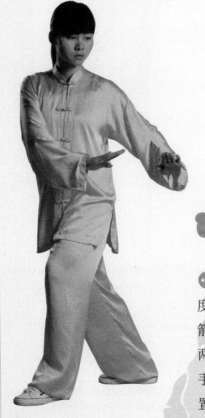

基本动作

1.起式。左脚向左前方45度方向擦地前移一大步，呈弓箭步，左腿弯曲，右腿伸直。两个手臂自然下垂，微微弯曲手肘，掌心向下，指尖向前，置于小腹左前方，肚脐以下的位置。

2.随着吸气，双手从左向前、向右收回，做顺时针的画圈运动，当双手收至右下腹时吸气尽。同时，伸直左腿，弯曲右膝，重心后移到右腿上，左脚尖微微向上翘，以脚跟着地。

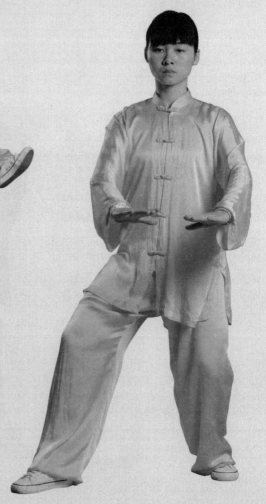

4.如此反复5～10次后，再换右腿向右前方45度方向擦地前移一大步，反方向的动作同样做5～10次。

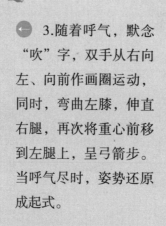

3.随着呼气，默念"吹"字，双手从右向左、向前作画圈运动，同时，弯曲左膝，伸直右腿，再次将重心前移到左腿上，呈弓箭步。当呼气尽时，姿势还原成起式。

我们在练习摸法时，要注意双手画圈，要与地面平行，如同磨豆腐一般，双手的高度不要高过肚脐，上身要保持正直，同时腰部也要随着双掌的画圈运动而左右转动，这样将更有利于对肾脏的按摩。

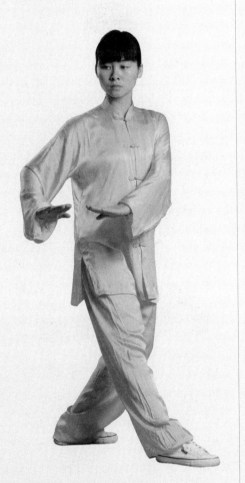

练习时的注意事项

吸气时，要用意念暗示清气从足心的涌泉穴沿着大腿内侧的肾经上升至腰部两肾。

呼气时，则用意念暗示浊气尽出，清气沿着肾经降至涌泉穴。同时，一边呼气一边默念六字诀中的"吹"字。

这个"吹"字在六字诀中对应的脏腑正好就是肾。所以，练习五行掌的摸法，默念"吹"字诀，将会增强对肾脏的保健功效。在默念"吹"字时，要保持"如临深渊，如履薄冰"的谨慎心态。当然，这不是要你战战兢兢、提心吊胆，而是要求保持聚精会神、一刻也不敢放松的心态，这样就可以防止身体里的内气外散，以保护肾气不至于流失。

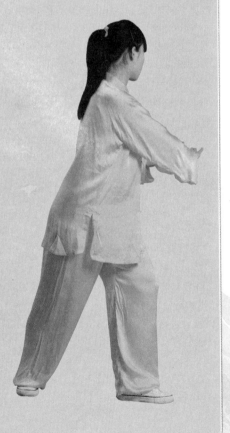

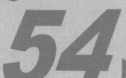

54 脾胃壮，用水谷给身体补能量

- 动作难度：★★☆☆☆
- 锻炼地点：家中、公园等较宽敞空间
- 锻炼时间：15分钟

【功 效】

通过呼吸、动作与意念三者的配合，升清气，降浊气，使气血畅通无阻，遍布全身，从而可很好地起到健脾和胃、消食导滞的作用。

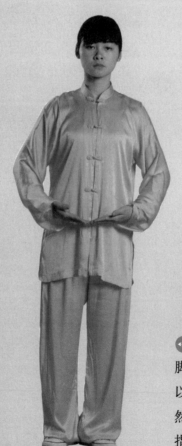

基本动作

← 1.首先自然站立于地面，两脚分开，平行，与肩同宽就可以，然后两膝微微弯曲，两臂自然下垂，弯曲手腕，掌心向上，指尖相对，慢慢地靠近小腹。

2.随着吸气弯曲左膝，尽量向上抬高大腿，注意脚尖绷直，指向地面，左脚踝靠近右腿膝盖但不要贴上；同时左手屈时，掌心向上，五指并拢自然微曲，以手肘为轴，从小腹右侧开始向上、向左做划弧运动，至与视线相平时，吸气尽，掌心转向面部。

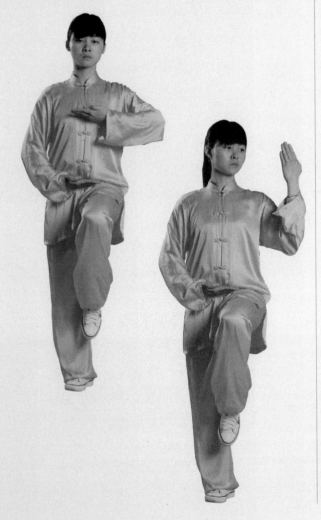

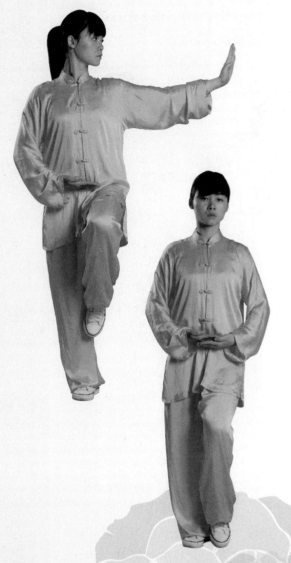

3.随着呼气，默念"呼"字，左掌转向前方，向左、向下划弧，降至小腹前，反掌，掌心向上，叠于右手背下，同时左脚随左手下落着地。

4.再吸气时，换右手右腿做相反的动作。

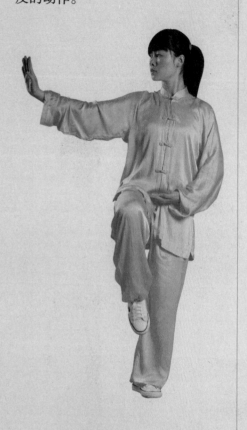

5.左右交替做5～10次。如果不受场地限制，还可前后行步。在这个动作片段中，当左掌心到达眼睛高度时外翻划弧时，注意是以左肘为轴心划弧，而不是以左肩为轴心，并且眼睛的余光要跟随左掌运动。

练习时的注意事项

在练习云法的过程中，吸气时一定要配合意念，暗示清气从足大趾内侧沿着腿部内侧的脾经上升至腹部，而呼气时，则要配合意念，暗示清气沿着大腿内侧的脾经下降至足大趾。

同时，在呼气的时候，还要默念六字诀中的"呼"字。这个"呼"字与咱们体内的脾相对应，而云法正好行气脾经，所以默念"呼"字，可以增强练习此功法的效果。

在六字诀中，"呼"字对应脾，而根据中医理论，人的情绪与五脏相对应，脾对应的情绪是"思"，这个"思"指的可不是思念，也不是思虑，绝不是要你一边练习口诀、一边心心念念地想着远方的爱人、或者想着工作上的烦心事。这个"思"字，指的是要集中精神，不要被纷纷扰扰的繁杂情绪给困惑住了。所以，我们在默念"呼"字的时候，要配合思的情绪，集中精神深思，思而不忧(忧属病态)。

"呼"字的读音是hu，它属于喉音，在发音过程中，借助喉部的作用比较大。在吐气发出声音时，注意舌头的两侧要向上卷起，口唇要撮成一个圆形。当气体从喉部发出之后，会在口腔里边形成一股中间气流，然后经过撮圆的口唇，呼出体外。

55 "金鸡独立"防治中老年疾病

● 动作难度：★★☆☆☆
● 锻炼地点：家中、公园等较宽敞空间
● 锻炼时间：15分钟

〖功 效〗

1.左下势独立一式中的仆步下势动作，能够引导人体真气下行，对肾经有补益作用，尤其对太溪穴有良好的刺激作用。太溪穴是肾经的原穴，在古语中原有起源、源发之所的意思，也就是说，也就是说，肾脏所表现的个性和功能都可以从太溪穴找到形质，太溪穴实际上就是肾经的一个总开关。仆步下势的动作将个总开关打开了，打通了，整个肾经的气血都会旺盛，因此能起到滋肾阴、补肾气、壮肾阳等多种保健功效。

2.左下势独立一式中的独立动作能够防治高血压、糖尿病、痛风等多种中老年疾病。

3.独立的动作还能引气上行，疏通三阳经的气血。古书上说："循经所过，主治所及"，就是说经从哪儿过就能治哪儿的病。独立的定势动作是提膝挑掌，挑掌的动作能使气血冲击手阳明大肠经的合谷穴，这个穴位常被古人用来治疗头面部的疾病，有"面口合谷收"的说法。因此，练习左下势独立一式，对牙龈肿痛等头面部疾病还有较好的防治作用。

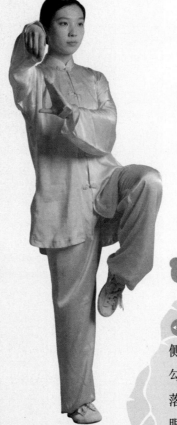

基本动作

◀ 1.弯曲左膝，高抬于体侧，上身向右转；右掌变成勾手，左掌向上、向右划弧落于右肩前，掌心斜向后；眼睛看向右手。

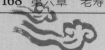

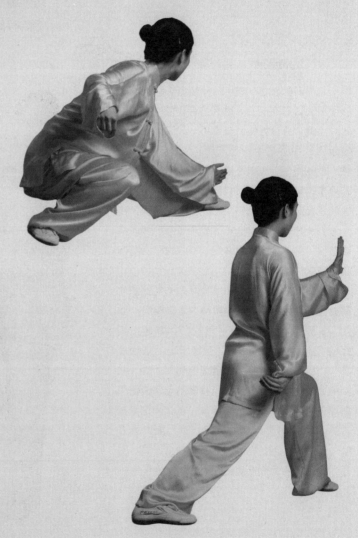

3.接着，身体的重心前移，以左脚跟为轴，脚尖尽量向外撇，左腿向前弓，右腿向后蹬，同时右脚尖向内扣，上身稍稍向左转并向前起身；同时，左手立掌向前方伸出，掌心向右，右勾手下落于体侧，勾尖朝后；眼睛注视着左手。

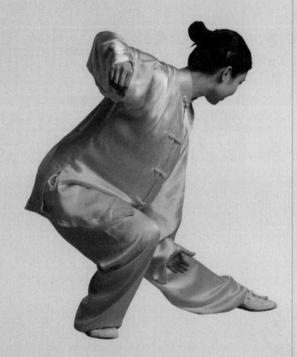

2.右腿慢慢屈膝下蹲，左腿由内向左侧偏后的方向伸出，成左仆步；左手慢慢下落，向左下方顺着左腿内侧向前方穿出；眼睛看向左手。

4.然后，慢慢提起右腿，抬高于体前，左腿伸直，站立于地面，成左独立势；同时，右勾手变成掌，从后下方顺着右腿外侧向前做弧形上挑，弯曲左手手肘，手臂立于右腿上方，右肘与右膝上下相对，右手手心向左；左手向下落于左胯旁，手心向下，指尖向前；眼睛看向右手。

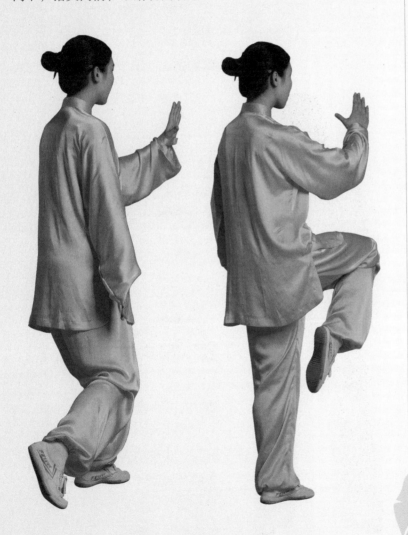

练习时的注意事项

1.做左仆步时，左脚尖与右脚跟要在同一条中轴线上，左脚尖稍稍向内扣，两脚都以全脚掌着地。

2.向前穿掌时，上身要稍微向前倾，但不能因为前俯就向后翘臀。

3.右腿屈膝上提与右手挑掌的动作要协调一致，手肘与膝盖要上下相对。

4.站立于地面的左腿要稍微弯曲膝盖，提起的右腿要自然下垂，脚尖指向地面。

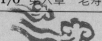

56 耸肩含胸，给心脏按按摩

- 动作难度：★★☆☆☆
- 锻炼地点：家中、公园等较宽敞空间
- 锻炼时间：15分钟

【功　效】

1."掌"与"猿钩"的快速变化，能够增强神经—肌肉反应的灵敏性。灵敏性高的人通常能在较短的时间内做出反应，而灵敏性低的人，也就是说，迟钝一些的人就需要相对长一些的时间来反应。这样有什么明显的区别呢？比如灵敏性低的人干活时，手脚不如灵敏性高的人麻利，还有当我们遇到危险时，灵敏性高的人更容易逃脱等。

2.两掌上提时，缩脖子、耸肩、含胸吸气等，能够充分地挤压胸腔内以及颈部的血管；两掌下按时，伸直脖子、放松肩膀和腹部的动作，能够扩大胸腔的体积，促进呼吸，并能起到按摩心脏、改善脑部供血的作用。

3.脚跟上提直立的动作，有助于增强腿部的力量，并能提高人的平衡能力。

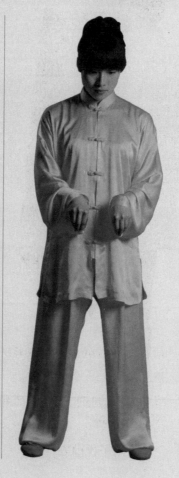

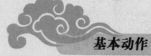

基本动作

← 1.两脚分开，稍稍比肩宽，站立于地面，两掌自然地放于体前，十指伸直并向外分开，然后弯曲手腕，十指向内合拢捏紧成"猿钩"状，稍微向下低头，眼睛注视着"猿钩"。

2.两掌缓慢地向上提，至与胸同高的位置，双肩尽量向上耸，向内收紧腹部，并向上提肛；同时，脚跟向上提起，头部转向左侧；眼睛随着头部的运动，看向身体的左侧。做这个动作时，感觉自己就像一只东张西望的小猿猴，它机敏地注视着周围的一切。

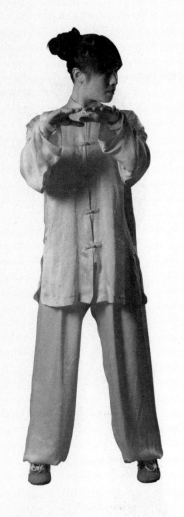

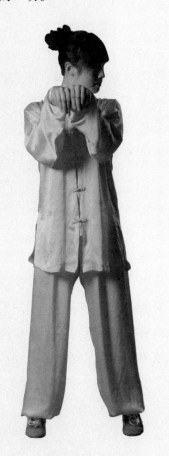

3.头部转向正中，放松双肩并向下沉，放松收紧的腹部，并向下落肛，脚跟下落着地'同时，松开"猿钩"变成掌，双掌掌心朝下，眼睛平视前方。

4.两掌沿着身体的前方向下按，自然落于身体两侧，双掌掌心向下，眼睛注视着双掌。

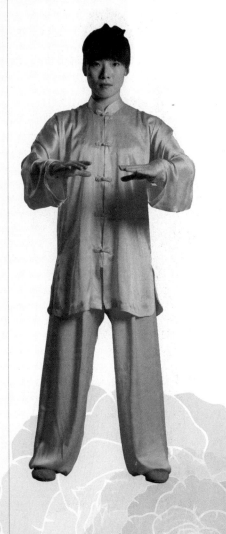

5.将动作1～4重复一遍，注意在向上提掌耸肩的时候，头部向右转。

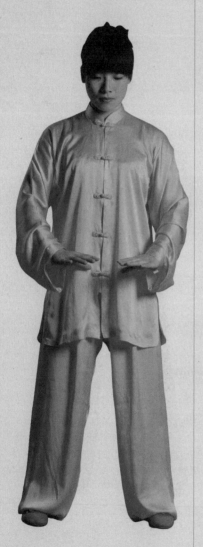

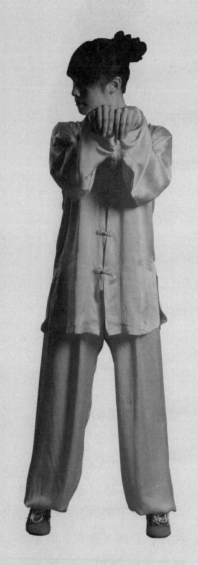

6.继续重复动作1～5，整个"猿提"的练习才算结束。

练习时的注意事项

1.在练习"猿提"的过程中，手型的变化，也就是"掌"与"猿钩"之间的变化要快，我们可以先单独练习手型变化，等熟练了之后再进行"猿提"的练习。

2.注意动作步骤，重心上提时，先耸肩，再收腹提肛，接着脚跟离地，最后再转动头部；重心下落时，先放松肩部，再松腹落肛，接着脚跟落地，头部转向正中。注意向上耸肩、向内含胸、弯曲手肘、向上提腕的动作都要做到位。

3."猿提"的动作应与提肛呼吸相配合，当身体团紧向上时吸气，并稍用意提起会阴；当身体放松下落时呼气，并放松会阴部。

57 云手敲开长寿的大门

- 动作难度：★★☆☆☆
- 锻炼地点：家中、公园等较宽敞空间
- 锻炼时间：15分钟

【功 效】

云手一式不断地刺激命门穴，有壮腰补虚、温补脾肾的功效，适合男性遗精阳痿与女性月经不调者练习。

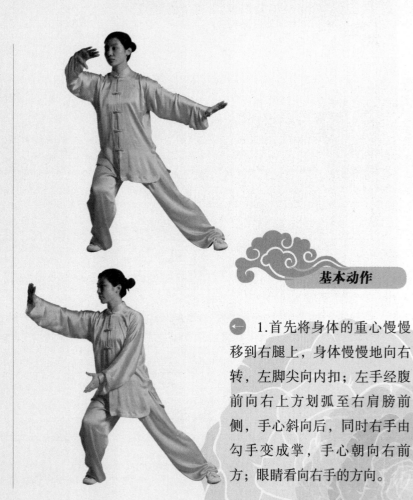

基本动作

← 1.首先将身体的重心慢慢移到右腿上，身体慢慢地向右转，左脚尖向内扣；左手经腹前向右上方划弧至右肩膀前侧，手心斜向后，同时右手由勾手变成掌，手心朝向右前方；眼睛看向右手的方向。

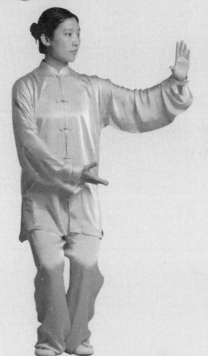

2.接下来，上身慢慢向左转，身体的重心也逐渐向左移；左手由脸前向左侧运转，手心渐渐转向左方；右手从右下方经过小腹前向左上方划弧至左肩膀前侧，手心斜向后；同时右脚收回，靠近左脚，成小开立步，两脚的距离大约为10～20厘米；眼睛看向左手的方向。

3.上身再次向右转，同时左手经腹前向右上方划弧至右肩前，手心斜向后；右手向右侧做弧形运转，手心翻转向右；随后，左脚向左边横跨一大步；眼睛看向右手。

重复动作2、3。

练习时的注意事项

1.要以腰脊为轴转动上身，腰部和胯部都要尽量放松，胯部的位置要固定，不可忽高忽低。

2.两臂要随着腰部的转动而摆动，不能只动手臂不动腰，而动作要自然圆活，速度要缓慢均匀。

3.两脚移动时，身体的重心要稳，以免身体不停地摇晃，迈步时先以前脚掌着地再全脚掌踏实地面，脚尖朝向前方。

4.在做最后一个"云手"时，右脚的脚尖要稍稍向内扣，以便与下一式"单鞭"动作相接。

58 呵气之功降心火

- 动作难度：★★☆☆☆
- 锻炼地点：家中、公园等较宽敞空间
- 锻炼时间：15分钟

——— 【功 效】 ◄———

中医认为，气血不和，百病乃生，养生保健贵在气血和畅，这与心经有很大的关系。另外，人体情志方面的疾病也要通过心经来解决。情志包括思虑、神志、睡眠，还有感情纠葛等方面的问题，这些都与心经有直接的关系。所以，这里练习五行掌的拓法，就不但能使心气充足，气血旺盛，还能调节心理、安定神志，真可谓身心双调，自然百病皆除。

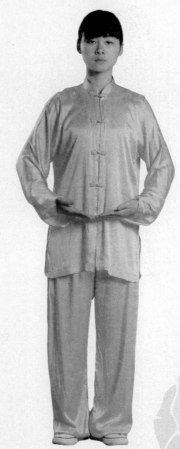

基本动作

1.起式。首先自然站立于地面，两脚分开，平行，与肩同宽就可以，然后两膝微微弯曲，两臂自然下垂，弯曲手腕，掌心向上，指尖相对，慢慢地靠近小腹。

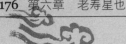
2.开始吸气，同时两手像托着一个重物一般，缓缓上移，至胸前与肩平行时吸气尽，左脚跟同时上提，左脚尖点地。

3.呼气，转肩翻掌，掌心向前，指尖向上，随呼气双手缓缓向左前方推出，同时左脚向左前方45度方向，用前脚掌擦地前移大半步，两腿呈弓箭步，重心在前屈的左腿上，右腿伸直。

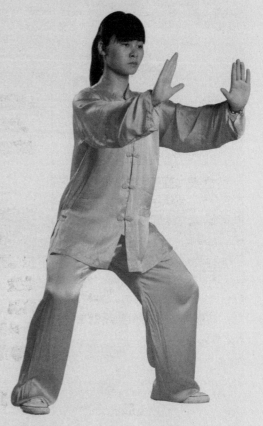

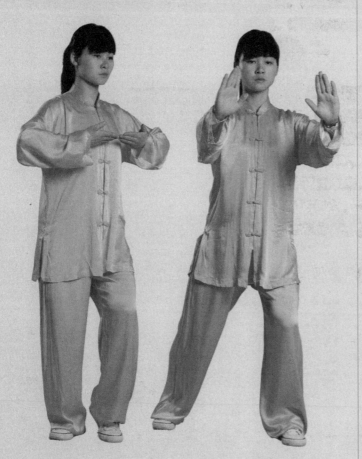

4. 推出的双掌如拓碑帖状，由左向右缓缓移动，上身随着双手从左向右转动，弓箭步变为马步，两脚平行，重心在身体正中间。

5. 此时恰好呼气尽，如推法4，向内反掌，掌心向上，指尖相对，向下收回至小腹前，同时保持上身直立，尽量向下蹲，注意要蹲到底，尽自己最大努力，蹲到不能再往下蹲为止。

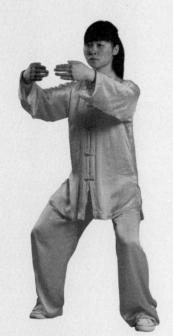

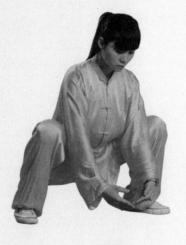

6. 再开始吸气如初，重复以上动作5～10次。然后收回左腿，再出右腿，从右向左拓，同样重复5～10次。

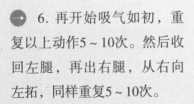

1.在吸气的时候，一定要配合意念，暗示清气从小指内侧沿上肢后侧内缘心经路线到达胸中。呼气的时候，要默念六字诀中的"呵"字，暗示浊气尽出，清气沿心经路线散至小指。

2.中医认为心主导的情绪是喜悦，所以在默念"呵"字时，要保持喜悦的心情，把平时事业工作、人际关系上那些不顺心的事，统统丢到一边去，把眉头舒展开来，放松脸部的肌肉，更有助于调理心脏的功能。

3．"呵"字的读音是"he"，属于"舌音"。在发声吐气时，我们可以感觉到舌头是向上拱起的，舌边轻轻贴着上槽牙，气体从舌头和上颚之间缓缓呼出体外。

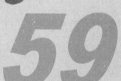

59 穿针引线肺气理

- 动作难度：★★☆☆☆
- 锻炼地点：家中、公园等较宽敞空间
- 锻炼时间：15分钟

【功 效】

在中医理论里，肺的第一个功能是"权衡治理，主一身之气"，肺是通过宗气的生成与分布，来起主管一身之气的作用，肺的第二功能是辅佐心脏，推动和调节血液的运行。所以，要让气血能量在全身畅通的运行，除了心脏，还要靠我们的肺来协助，来调节。然而，自然界的风、寒、燥、热等邪气，从口鼻而入，再影响到肺，使肺出现病变。肺极其容易受伤，所以肺又被称为"娇脏"。五行掌中的捏法，会使肺气能够得以正常宣发，人体的气血也就能顺畅地输送到全身。肺在秋季最脆弱，干燥的气候很容易损伤肺。同时，肺气在秋季又最旺，秋季养肺，肺病最容易得到好转。所以，这个捏法非常适合在秋季练习，对您肺部的调养作用将会非常有效。

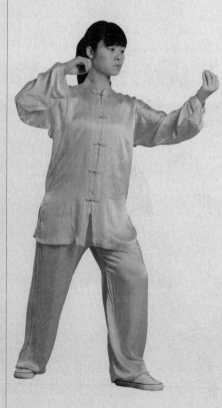

基本动作

1.左脚向着左前方45度的方向，用前脚掌擦地前移大半步，重心放在左腿上，右腿伸直，呈弓箭步。左臂向左前方伸出，掌心向上，五指收拢，就像捏住一个小球一样，注意要保持肩膀、手肘和手腕在同一个平面上。

同时，右臂向上抬高，并向后弯曲手肘，手腕自然下垂，掌心向下，同样五指收拢，如同捏住小球一般。注意右手的手肘不要过于向后弯曲，屈肘40度左右即可，并且右手在胸前，要与肩膀和手肘在同一个平面上。

2.随着吸气，伸直左腿，弯曲右膝，使重心从左腿转移到右腿上，左脚的脚尖向上勾，臀部尽量向后坐，感觉自己就像坐在一张透明的椅子上一样。

同时，收回左臂，弯曲左手手肘，右臂在左臂上方向向左前方伸出，两掌相对经过后，双双反掌，左掌向下，右掌向上，保持五指收拢。重心又移到左腿上，弯曲左腿，伸直右腿，再次呈弓箭步。

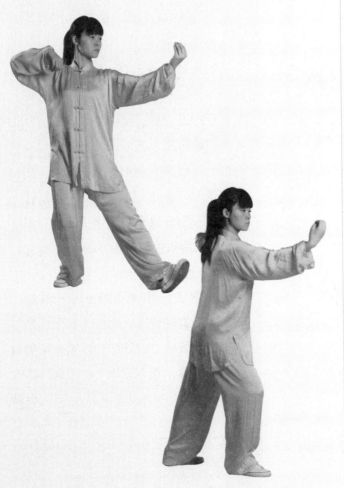

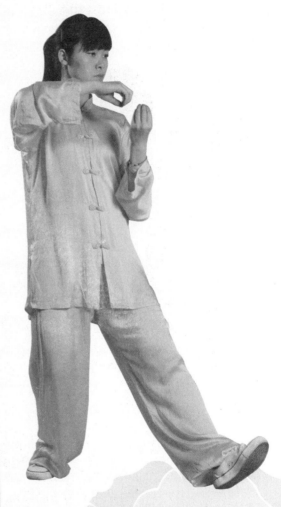

3.随着呼气，默念"呬"字，收回右臂，弯曲右手手肘，左臂向左前方平伸，左右手相遇时再次相互调转方向，左掌向上，右掌向下。

4.整个动作过程中目光始终追随左手，头亦随之摆动。左侧的动作连续做5～10次以后，换右腿向前方移一大步，同样连续做5～10次。

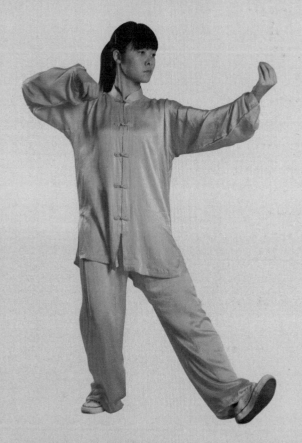

　　在做捏法时，我们动作要尽量轻柔而缓慢，左右臂尽量向前后伸展，以达到扩胸，扩大肺活量的目的，从而使呼吸更加顺畅。

　　此外，在初次练习捏法时，手和脚不容易配合好，可以先将手和腿的动作分开来练习，等熟练之后再一起练习，就比较容易配合好了。

练习时的注意事项

　　1.吸气的时候，要用意念暗示大自然的清气从大拇指处开始，经由手臂内前边的肺经进入肺中。呼气的时候，则用意念暗示体内的浊气尽出，清气沿着肺经的循环路线散至大拇指。

　　2.同时，一边呼气，一边默念"呬"字。捏法配合"呬"字诀，更有利于打开心胸，让天地之间的清气都被吸收进来，充满胸腔，将整个胸腔内的污浊之气涤清。不仅如此，练习捏法时，配合"呬"字诀，还能使我们的呼吸变得更加的深细匀长，这也是提高肺功能的一种方法。

　　3."呬"字的读音是"si"，从语言学上说也属于齿音。在发出"呬"字的声音时，上门牙和下门牙要对齐，留出一道狭窄的缝隙，同时舌尖要轻轻抵着下牙齿，让气流从齿间呼出体外。

60 气回丹田，健身延年

- 动作难度：★★☆☆☆
- 锻炼地点：家中、公园等较宽敞空间
- 锻炼时间：15分钟

【功效】

1.通过双臂自下向上抱引，以及屈肘的双臂自上向下按至腹前，能够引导全身的气回归到丹田中。丹田分为上丹田，中丹田，下丹田，上丹田在头部百会穴处，中丹田在双乳间的膻中穴处，下丹田即脐下小腹部分的关元穴。这里指的是下丹田，其作用是锻炼体液系统，激发体内的能量物质，以调节、充实体液循环，提高整体代谢机能，对防止早衰，健身延年有重要作用。

2.手臂缓缓地向上外旋，又缓缓地下垂，起到了调节和放松全身肌肉和关节的作用。

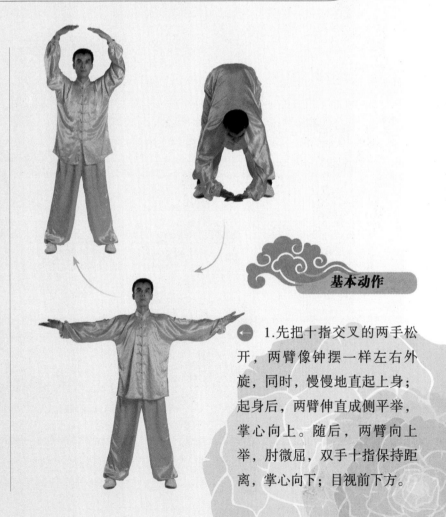

基本动作

1.先把十指交叉的两手松开，两臂像钟摆一样左右外旋，同时，慢慢地直起上身；起身后，两臂伸直成侧平举，掌心向上。随后，两臂向上举，肘微屈，双手十指保持距离，掌心向下；目视前下方。

2.然后，全身放松，肩膀松弛如赘肉，松腰，双掌经过头、面、胸前，徐徐下引至腹部，掌心向下；眼睛同样看前下方。

重复上举下按的动作3遍。

最后，让两条手臂放松还原，自然地垂立于身体的两侧；左脚收回，并拢站立；舌头抵住上腭；目视前方。

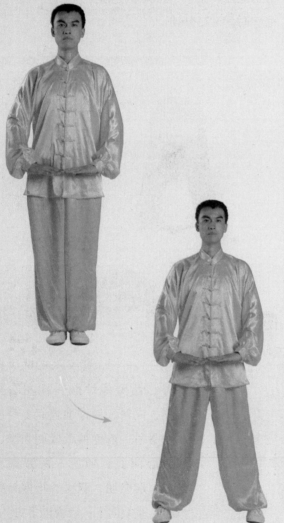

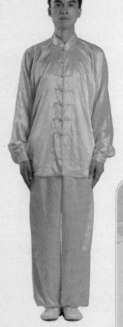

练习时的注意事项

1.在做第一、二次双手向下引至腹部的丹田以后，意念要继续下引，经过涌泉穴入地，与地气相接，第三次时，则让意念随着双手下引至腹部。

2.做下引动作时，两臂要匀速地缓缓地向下移动，切忌过急过猛。

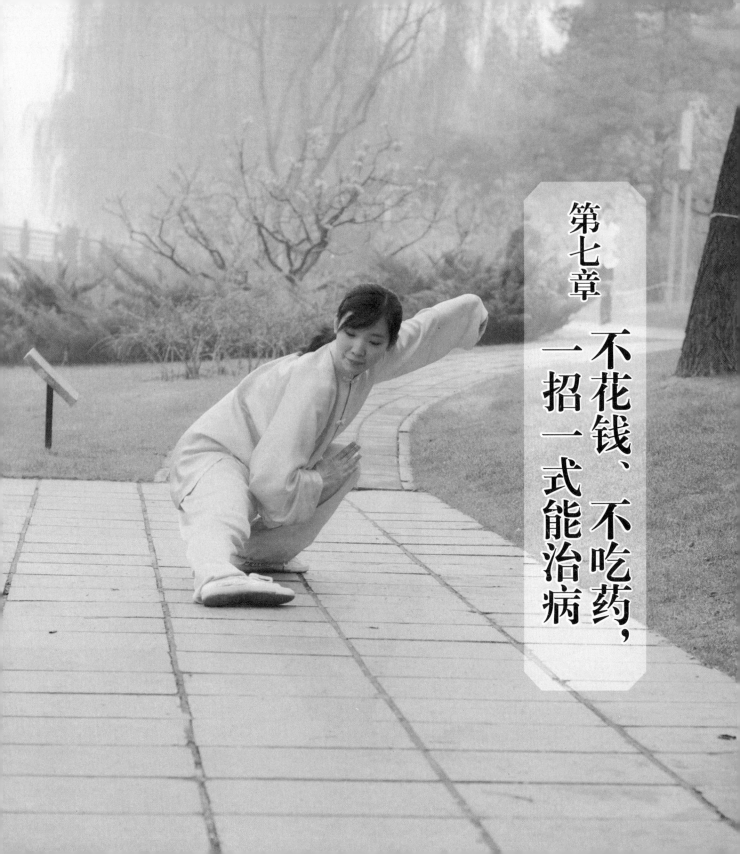

第七章 不花钱、不吃药，一招一式能治病

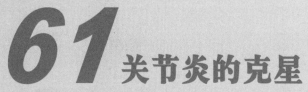

关节炎的克星

- 动作难度：★★☆☆☆
- 锻炼地点：家中、公园等较宽敞空间
- 锻炼时间：10分钟

【功 效】

1.抱球的动作能够调动肺经，迈步分手的动作能够促动肝经和脾经，因此这一式有助于疏通经脉，调和气血。

2.这一式有助于防治腰、颈、肩、膝关节炎，还能够缓解气喘、胸闷等呼吸方面的疾病。

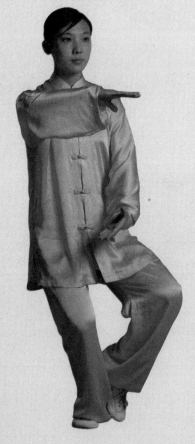

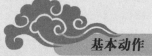

基本动作

1.上身稍微向右转，将身体的重心移到右腿上；同时，弯曲右手手肘，右臂平举于胸前，手心向下，左手经体前向右下方划弧置小腹前，左手的手心向上，刚好与右手相对，两手就像抱住一个大球一样；随即，左脚收回右脚内侧，以脚尖轻轻点地，眼睛看着右手。

⬇ 2.随后，身体微微向左转，左脚向前方大迈一
步，右脚脚跟用力向后蹬，右腿自然伸直，左腿弯
曲，成左弓步；接着上身继续向左转，随着身体的转
动，左右手慢慢分别左上、右下分开，左手手心斜向
上，高度与眼相平，并稍微弯曲左手手肘；右手落在
右胯旁边，手心向下，指尖向前，同样要稍微弯曲右
肘；眼随手动，看向左手。

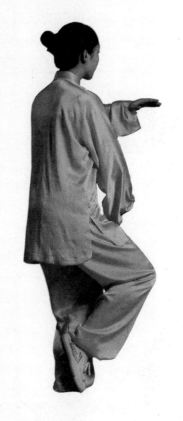

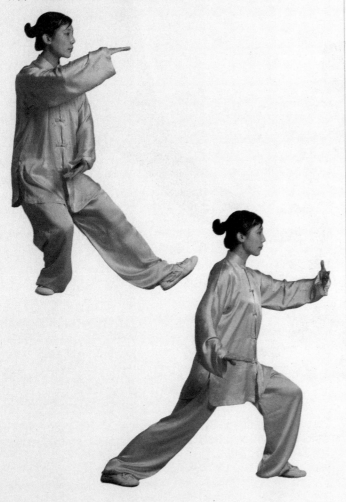

⬆ 3.上身慢慢向后坐，将身体的重心移
到右腿上，左脚尖向上翘起，并微微向
外撇45～60度的样子，接着左脚脚掌慢
慢踏实地面，左腿慢慢向前弓，同时身
体向左转，将身体的重心移到左腿上；
左手翻转向下，收回胸前，平举，手
心向下；右手向左上方划弧放于左手下
方，两手心再次相对成抱球状；随后，
右脚收到左脚内侧，右脚尖轻轻点地；
眼睛看向左手。

4.接着，右腿向右前方大迈一步，弯曲右腿，左腿自然伸直，成右弓步；同时，上身向右转，左右手慢慢向右上、左下方分开，右手手心斜向上，高度与眼相平，右手手肘微微弯曲；左手落在左胯旁，同样弯曲手肘，左手的手心向下，指尖朝前；眼睛看向右手。

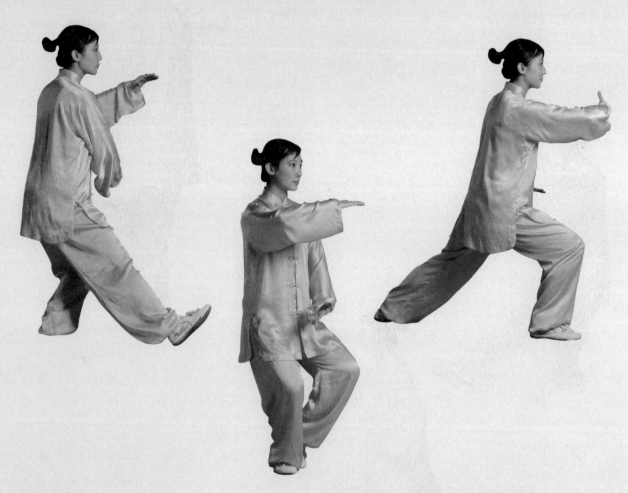

5.重复动作4，但注意动作左右相反。

6.重复动作5，同样动作左右相反。

1.上身要保持正直，不能前俯后仰，转动时要以腰为轴，灵活自如，两臂分开时也要保持弧形。分手的速度要与弓步的动作保持一致。

2.向前迈步成弓步时，迈出的脚要先以脚跟着地，然后再慢慢地过渡到以全脚掌着地，脚尖向前，并注意膝盖弯曲的角度不能过大，不能让膝盖超过脚尖；后腿要自然伸直，前后脚的夹角大约是45～60度的样子，必要时可以让后脚脚跟向后蹬来调整角度。

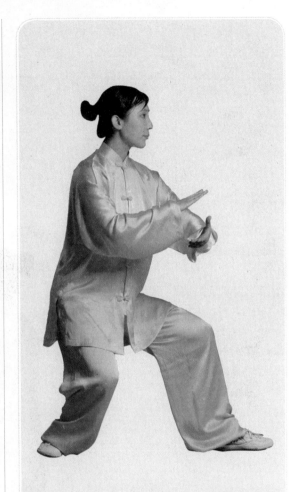

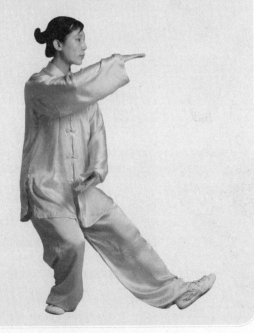

3.做弓步时，前后脚的脚跟要分在中轴线的两侧，而不是在同一条直线上，两脚之间的横向距离，也就是以动作行进的中线为轴，其两侧的垂直距离，应该保持在10～30厘米。

62 防治冠心病的法宝

- 动作难度：★★★☆☆
- 锻炼地点：家中、公园等较宽敞空间
- 锻炼时间：10分钟

【功效】

1.左右穿梭的动作通过手三阴经、手三阳经的升降，达到人体经络畅通的目的。

2.抱球翻转的动作，能够刺激心包经上的内关穴，这个穴位有宁心安神的作用，有助于防治冠心病、心绞痛等心脏疾病，所以左右穿梭一式非常适合心脏系统疾病的患者练习。

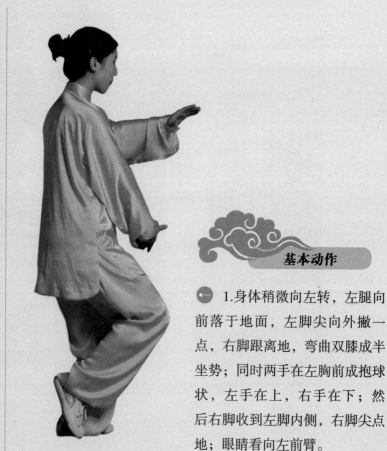

基本动作

← 1.身体稍微向左转，左腿向前落于地面，左脚尖向外撇一点，右脚跟离地，弯曲双膝成半坐势；同时两手在左胸前成抱球状，左手在上，右手在下；然后右脚收到左脚内侧，右脚尖点地；眼睛看向左前臂。

2.接着，身体向右转，右脚向右前方迈出一大步，先以脚尖着地，再全脚掌着地，右腿向前弓，左腿向后伸直，成右弓步；同时，右手经脸前向上伸举翻掌停于右额前方，手心斜向下；左手先向左下方运转收回左腰侧，再经体前向前推出，左手指尖与鼻尖向平，左手手心向前；眼睛注视着左手。

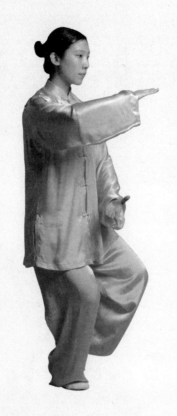

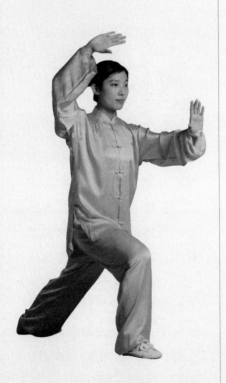

3.然后，身体的重心稍微向后移，右脚尖稍微向外撇一点，随后身体重心再次移到右腿上，左脚向右脚的跟进，停在右脚内侧，左脚尖点地；同时，两手在右胸前成抱球状，右手在上，左手在下；眼睛看向右前臂。

重复动作2、3，但方向相反。

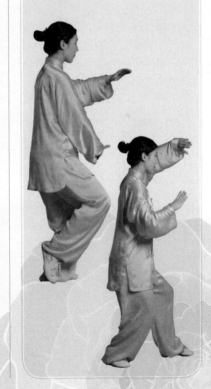

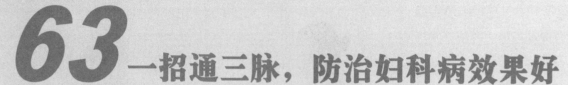

63 一招通三脉，防治妇科病效果好

- 动作难度：★★☆☆☆
- 锻炼地点：家中、公园等较宽敞空间
- 锻炼时间：15分钟

【功 效】

转身搬拦捶一式能够调节任、冲、带三脉的经气，有健肾补肝、补益元气的功效，有助于防治各种妇科病。

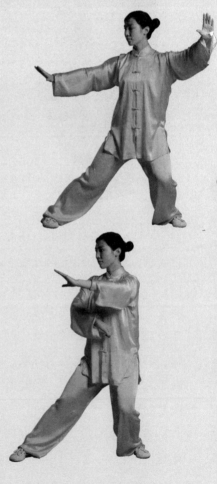

基本动作

1.上身向后坐，身体的重心移到右腿上，左脚尖向内扣；接着身体向右后方转动，身体的重心又转移到左腿上；同时，右手随着身体的转动变成拳头，并向右下方经腹前划弧至左肋旁，拳心向下；左掌划弧向上举于头前，掌心斜向上；眼睛先随着右手动再平视前方。

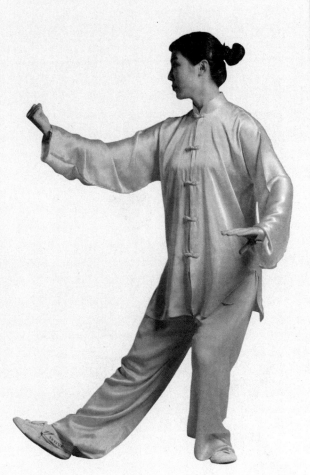

3.上身继续向右转，右脚随着身体的转动向外摆脚45度，身体重心移至右腿上，左脚收指右脚旁；同时，左掌随着左臂内旋向右弧形拦出，掌心向右；右拳先向内翻转下落于身体右侧，再立即向外翻转划弧收至右腰旁，拳心向上；眼睛看向左手的方向。

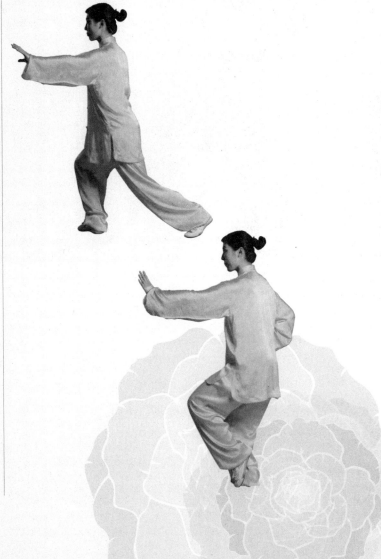

2.接着上身向右转，右脚提起经左脚内侧向右前方迈步，脚跟着地，脚尖向外撇；同时，右拳经胸前翻转向外撇出，拳心向上；左手向下落于左胯旁，掌心向下，指尖向前；眼睛随着右拳动。

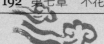

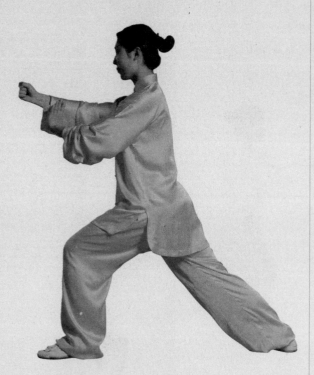

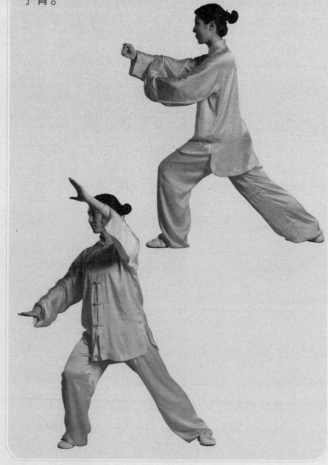

练习时的注意事项

1. 整个动作都是以转腰部、沉胯带动手脚的运动。

2. 向前冲拳时，右肩膀应该随着右拳稍微向前引申，同时还要沉肩垂肘，稍微弯曲右手手臂。

4. 左脚迈出以全脚掌踏实地面，左腿屈膝向前弓，右腿向后伸直，成左弓步；同时，右拳一边向内旋转以便向前冲出，拳眼向上，高与胸平；左手附在右前臂内侧，掌心向右，指尖斜向上；眼睛看向右拳的方向。

*64*和腰肌劳损说再见（1）

- 动作难度：★ ★ ★ ★ ☆
- 锻炼地点：家中、公园等较宽敞空间
- 锻炼时间：15分钟

━━━━━ ‖功 效‖ ◂━━

1.虎扑实际上是模仿老虎抓捕食物的一个动作，这个动作可以使我们的身体从跪膝挺髋、挺腰突腰、挺胸两肩牵合，形成整个躯干蠕动的过程，而这个蠕动的过程则能够对我们的脊柱起到上下按摩挤压的作用。尤其是引腰前伸这个动作，对脊柱的锻炼作用更强，可以使脊柱保持正常的生理弧度。

2.脊柱的运动能够增强腰部肌肉的力量，对于常见的腰部疾病，比如上面说过的腰肌劳损，还有习惯性腰部扭伤等症都有良好的防治作用。很多腰肌劳损的病人练习虎扑六个月左右，腰酸背痛的毛病就有了很大的改善。

3.脊柱前后伸展折叠的动作能够牵动任督二脉，有调理阴阳、疏经活血的功效。

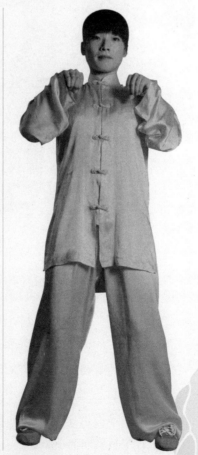

基本动作

◂ 1.两手握空心拳，沿着身体两侧向上提，一直到肩膀的前上方。

2.两手向上、向前做划弧运动，十指弯曲成虎爪状，掌心朝下；同时上身慢慢地向前俯，并向前挺胸，腰部尽量向下塌，眼睛平视前方，眼神要炯炯有神。做这个动作时，不妨将自己想象成一只猛虎正在向前抓捕猎物。

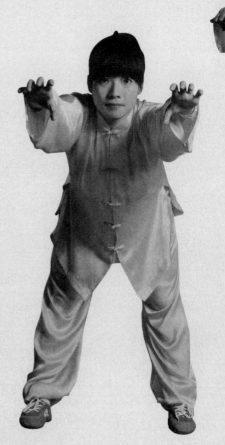

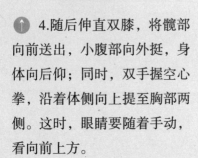

3.弯曲双膝，慢慢向下蹲，注意要向内含胸，并向内收紧小腹部，千万不要将小肚子向外挺；同时，双手向下划弧至双膝的外侧，此时双手仍然成虎爪状。当双手到达两膝之外后，掌心向下，微微向下低头，眼睛看向前下方。

4.随后伸直双膝，将髋部向前送出，小腹部向外挺，身体向后仰；同时，双手握空心拳，沿着体侧向上提至胸部两侧。这时，眼睛要随着手动，看向前上方。

5.接着弯曲左膝并向上抬高左腿，双手握空心拳并向上举高；然后左脚向前迈出一步，只用脚跟着地，并弯曲右膝向下蹲，成左虚步；同时上身向前倾，张开十指，拳头变成虎爪状，向前、向下扑至膝前两侧，掌心向下；在这时，眼睛要注视着前下方。

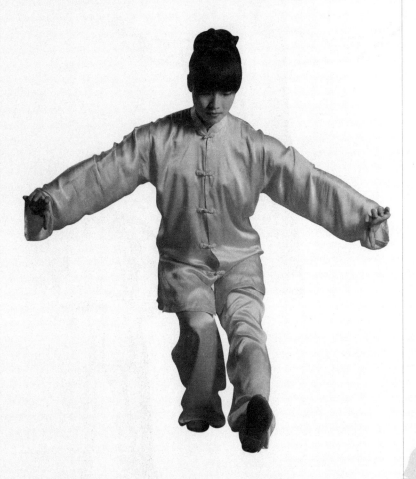

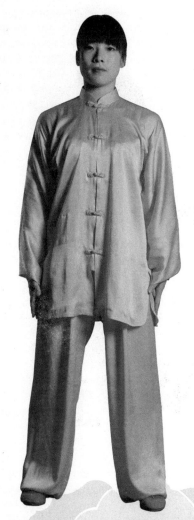

6.然后慢慢向上抬起上身，左脚向后收回，两脚左右平行，稍微比肩宽；这时，自然站立于地面，双臂自然下垂于身体两侧，眼睛平视前方。

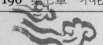

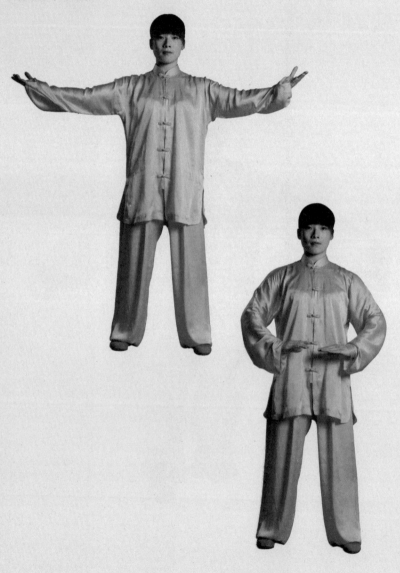

⬇ 8.将动作重复一遍之后，两掌向身体侧前方举起，至与胸同高的位置，掌心朝上，眼睛平视前方。

⬇ 9.最后弯曲双肘，两掌内合下按，自然下垂于身体两侧，眼睛同样平视前方。

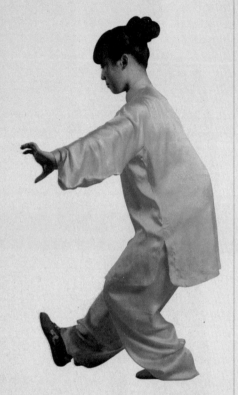

⬆ 7.重复动作1~6，只不过左右相反。比如在动作5中，要求我们弯曲左膝向上抬高左腿，然后左脚向前迈步，而在重复的过程中，则是弯曲右膝并向上抬高右腿，然后右脚向前迈步。

练习时的注意事项

1.上身向前俯时，两个手臂要尽量向前伸展，而臀部则要尽量向后拉，这样可以更加充分地拉伸脊柱。

2.动作3中的屈膝下蹲、收腹含胸，要与动作4中的伸直双膝、向前送髋、向外挺腹、身体后仰的动作保持连贯流畅，使脊柱能够形成从折叠到伸展开的蠕动；同时，双手向下划弧以及向上提的动作也要配合好。

3.动作5中的虚步下扑，动作可以稍微加快一点，先柔后刚，并且快速地深呼气，这股气息从丹田而发，以气催力，使指尖保持力度，表现出虎的威猛。

4.中老年人或者身体比较虚弱的练功者，可以根据自身的情况适当地减小动作幅度，尤其在做向前俯身、身体后仰这些动作的时候，要格外小心，若是闪了腰，可就得不偿失了。

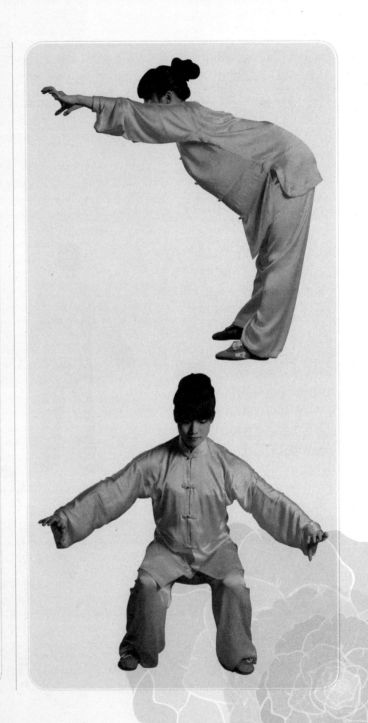

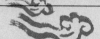

65 和腰肌劳损说再见（2）

- 动作难度：★★★☆☆
- 锻炼地点：家中、公园等较宽敞空间
- 锻炼时间：15分钟

【功 效】

1.本式动作中，最主要的就是往后瞧的转头动作，这个动作可以对颈部的大椎穴进行刺激，从而达到防治"五劳七伤"的目的。

2."往后瞧"这个看似不起眼的小动作，还可以增加颈部和肩关节周围参与运动肌群的收缩力，并且增加颈部运动幅度，活动眼肌，预防眼肌疲劳以及肩、颈与背部等疾患。同时，还能改善颈部和脑部的血液循环，有助于解除中枢神经系统疲劳。

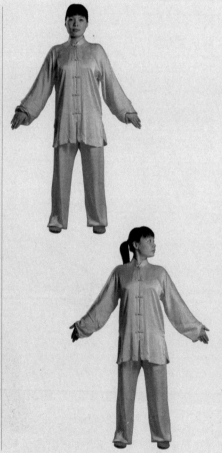

基本动作

1.两腿开始徐缓地挺膝，伸直；同时，两臂伸直，掌心向后，指尖向下，眼睛看向前方。然后上半身的动作不要停，两臂充分外旋，掌心向外；头部向左后转，动作略停；眼睛看向左斜后方的方向。

2.腰部放松，髋部下沉，让身体的重心缓缓下降；两腿的膝关节开始微微弯曲；与此同时，两臂内旋，一直按到髋部旁边，注意掌心要向下，指尖向前；目光看向前方。

3.和动作1相同，只是左右正好相反。

4.同动作2。

本式一左一右为一遍，共三遍。

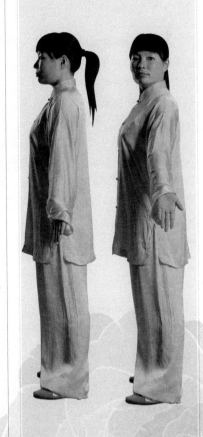

练习时的注意事项

1.头向上顶，肩向下沉。

2.转头不转体，旋臂，注意两肩要向后张。

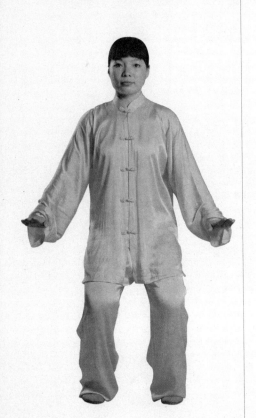

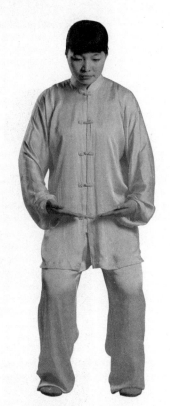

第三遍最后一动时，两腿的膝关节微微弯曲；与此同时，两手的手掌捧到腹部前面，指尖要保持相对，掌心向上；眼睛看向前方。

66 缓解精神紧张，预防抑郁症

- 动作难度：★★★★☆
- 锻炼地点：家中、公园等较宽敞空间
- 锻炼时间：15分钟

【功 效】

1.眼神的左顾右盼，会带动头部和颈部左右转动，有利于颈部的拉伸，对颈椎病有极佳的防治作用。同时这个动作还能够促进脑部的血液循环，有清醒大脑、增强记忆力等功效。

2.练习猿摘一式，如果用心去体会，将会感受到猿猴采摘蜜桃时的愉悦心情，这有助于减轻大脑神经系统的紧张度，能够缓解神经紧张，防治抑郁症等常见的精神疾病。

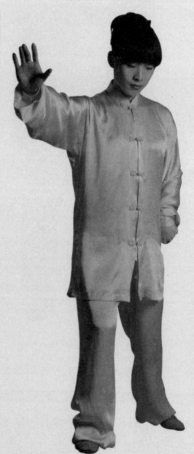

基本动作

← 1.左脚向左后方倒退一步，左脚尖点地，并弯曲右膝，将重心落在右腿上；同时，弯曲左手手肘，左掌变成"猿钩"收至左腰侧；右掌自然地向右前方摆动，掌心朝下，眼睛看向右掌。

2.将身体的重心向后移，左脚全脚掌着地，弯曲双膝向下蹲，右脚收回左脚内侧，右脚尖点地，成右丁步；同时，右掌从下方经过腹前向左上方划弧，至头部左侧，掌心对着太阳穴；眼睛先随着右掌动，再转头看向右前上方。

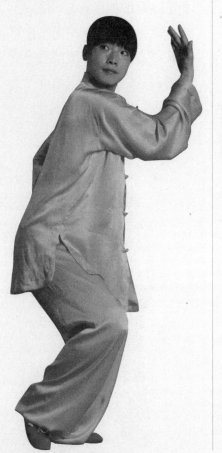

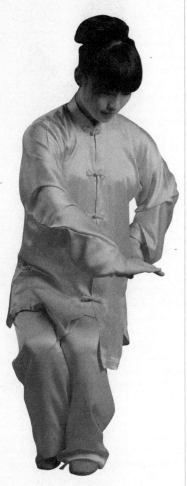

3.右掌向内旋转，沿着体侧向下按至左髋外侧；眼睛注视着右掌。

4.右脚向右前方迈出一大步，左腿蹬地，左脚脚尖点地，身体重心向前移，并伸直右腿；同时，右掌经身体前方向右上方划弧，当举高至右上侧时，掌变成"猿钩"，稍微比肩膀高一点点；左掌向前、向上伸举，并弯曲左手手腕，手掌变成"猿钩"，就像小猴在采摘树上的水蜜桃一样；眼睛注视着左掌。

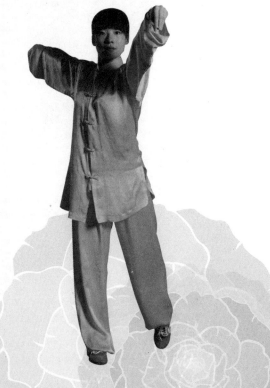

5.接着将身体的重心向后移，左掌由"猿钩"变为"握固"，依然高举在身体的前上方；右手变成掌，五指自然分开，下落于身体前方，注意右手虎口朝前。

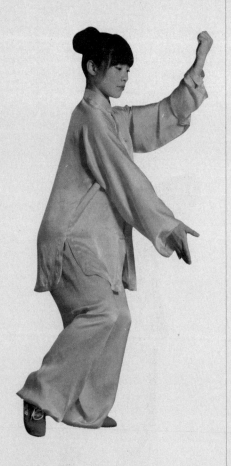

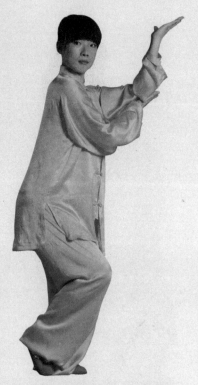

6.随后，弯曲左膝并向下蹲，右脚收回至左脚内侧，右脚脚尖点地，成右丁步；同时，弯曲左手手肘，左手收至左耳旁，五指分开，掌心向上，就像托住一个水蜜桃一般；右手手掌从身体前方向左侧划弧至左手手肘下方，拖住左手；眼睛随着手动，看向左手手掌。

7.重复动作1~6，但注意动作左右相反。

8.继续重复动作，将左右两侧的动作各做两遍之后，左脚向左迈开一步，两腿直立，双手自然地下垂于身体两侧。然后，两掌向身体侧前方举起，至与胸同高的位置，掌心向上；眼睛平视前方。最后，弯曲双手手肘，两掌向内合并下按至身体两侧，眼睛同样注视着前方，整个猿摘的练习到此结束。

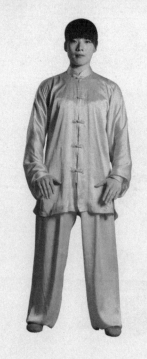

练习时的注意事项

1.眼睛要随着双手的运动而左顾右盼，以此表现猿猴寻找果实那灵敏的眼神。

2.当我们弯曲双膝向下蹲时，全身都收缩在了一起。而当我们蹬腿迈步，做向上采摘这个动作时，全身都要充分的展开，双臂和双腿要尽量拉伸。手型的变化要迅速。采摘时变"猿钩"，手指撮拢要快速而敏捷；手型变成"握固"后，成托桃状时，手指要及时分开。这样才能展现猿猴的机灵。

3.动作最好不要太夸张，重要的要神似猿猴摘桃，用心去体会这个意境将更有利于这一式的练习。

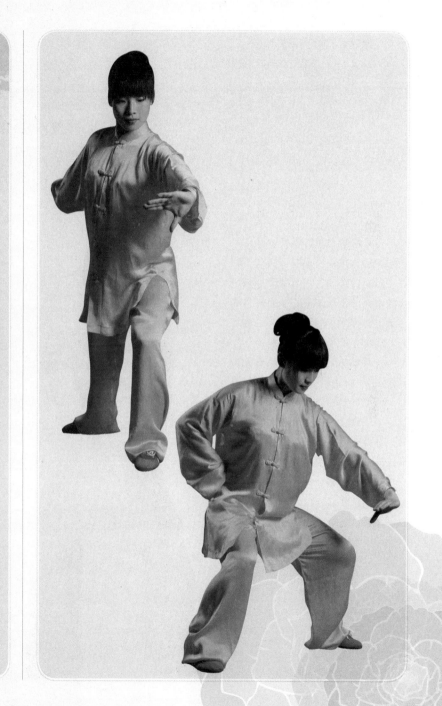

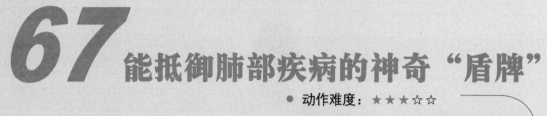

67 能抵御肺部疾病的神奇"盾牌"

- 动作难度：★★★☆☆
- 锻炼地点：家中、公园等较宽敞空间
- 锻炼时间：15分钟

【功　效】

1.两掌向上举时吸气，并有扩大胸腔的作用；两手向下按时，气沉丹田，呼出浊气，有助于加强肺吐故纳新的生理功能，从而增大肺活量，对慢性支气管炎、肺气肿等肺部疾病有良好的改善效果。

2.两掌向上举时，作用于大椎和尾闾，身体后方的督脉得到牵动；两掌向身后摆动时，身体形成反弓状，身体前方的任脉得到拉伸。如此一松一紧能够反复刺激任督二脉，疏通全身的气机，有利于行气活血、温阴助阳，有提高人体免疫力，延缓衰老的保健作用。

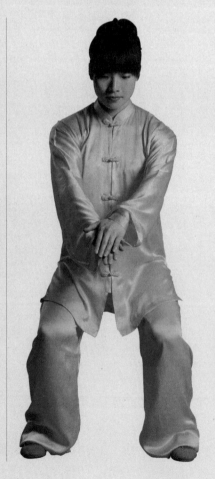

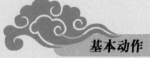
基本动作

← 1.稍微弯曲双膝向下蹲，两掌在小腹前上下相叠。

2.向上伸展双臂，两掌向上举至头部的前上方，掌心向下，十指指尖指向前方；同时，身体微微向前倾，肩膀尽量向上提，脖子向内缩，并且挺胸塌腰；眼睛注视着前下方。

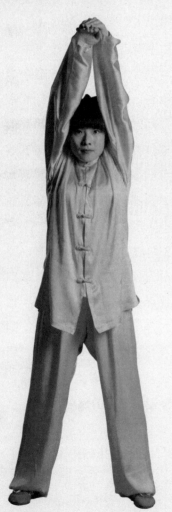

3.接着微微弯曲双膝向下蹲；同时，两掌相叠向下按至小腹前；眼睛看向两掌。

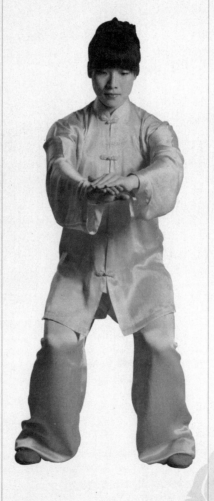

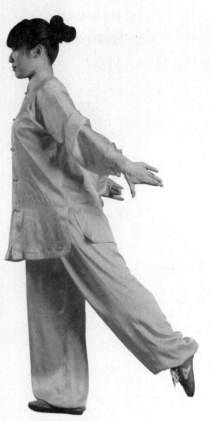

4.然后将身体的重心向右移；右腿伸直，右脚蹬地，左腿伸直向后方抬高；同时，双掌左右分开，变成"鸟翅"，向身体侧后方摆起，掌心朝上，就像鸟儿展翅一般；头向上抬，伸长脖子以拉伸颈部的肌肉，并且挺胸塌腰；双眼平视前方。

5.将动作1~4重复一遍，但注意动作左右相反，即左腿地面，右腿伸直向后抬高。

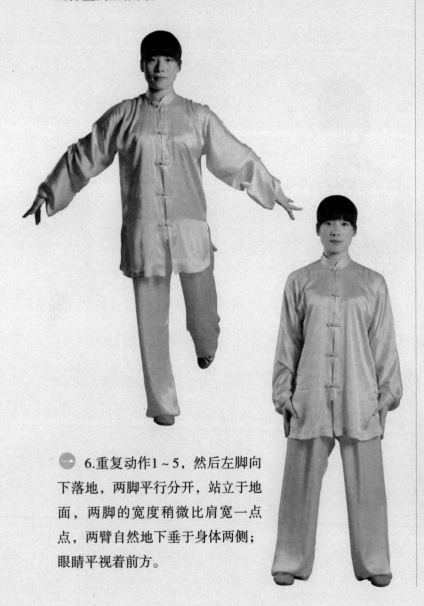

6.重复动作1~5，然后左脚向下落地，两脚平行分开，站立于地面，两脚的宽度稍微比肩宽一点点，两臂自然地下垂于身体两侧；眼睛平视着前方。

练习时的注意事项

1.两掌在小腹前相叠时，是左手在上还是右手在上，您可以自行选择，只要感觉舒适自然即可。

2.手臂上举下落的过程中，要注意动作的松紧变化。当手臂向上举时，手臂要伸直并且收紧肌肉，同时，颈部、肩部和臀部的肌肉都要紧缩；当手臂向下落时，手腕要尽量放松，两腿微微弯曲，颈部、肩部和臀部都要放松并向下沉。

3.单腿向后伸直抬高时，腿与身体呈45度的夹角，两掌向身体侧后方伸展之后，注意要抬头、拉伸颈部，并挺胸塌腰；同时，身体还要尽量向上拔伸，后摆腿以及双手也要伸直并拉紧，使身体形成向后的反弓状。

68 壮骨强身，防治骨质疏松

- 动作难度：★★☆☆☆
- 锻炼地点：家中、公园等较宽敞空间
- 锻炼时间：15分钟

【功 效】

1.两臂上下起落的运动能改变胸腔的容积，与呼吸相配合更可以起到按摩心肺的作用，能够明显地改善我们的呼吸系统。

2.因为手太阴肺经分布在手臂内侧，出于大拇指的末端，所以"鸟翅"拇指和示指紧绷上翘的动作，能够刺激肺经，有助于加强肺经经气的流通，从而提高我们的心肺功能。

3.单腿站立的姿势，有利于提高身体的平衡能力。

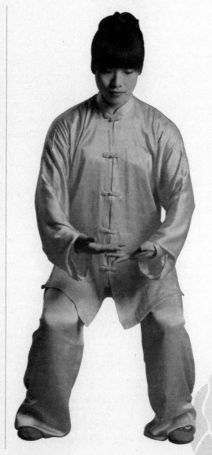

基本动作

← 1.稍稍弯曲双膝，两掌成"鸟翅"状合于小腹前，掌心相对；微微向下低头，眼睛注视着前下方。

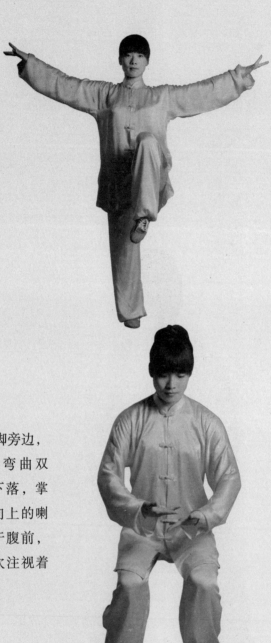
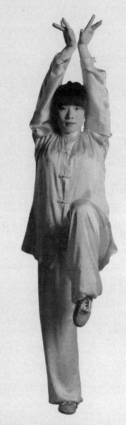

→ 2.伸直右腿，右脚撑地，弯曲左膝，抬高左腿，左小腿自然下垂，脚尖绷直朝下；同时，两掌成"鸟翅"状，在身体两侧向上平举，稍微比肩膀高一些，掌心向下，感觉就像鸟儿展翅高飞一般；眼睛平视前方。

→ 3.左脚下落于右脚旁边，左脚尖点地，微微弯曲双膝；同时，两臂向下落，掌背相对，形成一个向上的喇叭口，然后两掌合于腹前，掌心相对；眼睛再次注视着前下方。

↑ 4.再次伸直右腿，右脚全脚掌着地，将身体的重量尽量放在右脚上，弯曲左膝，左腿向上抬高，左小腿自然向下垂，绷直左脚脚尖朝下；同时，两掌从身体两侧划两个大弧，向上举高，至头顶上方，两掌掌背相对，十指指尖指向天空；双眼平视前方。

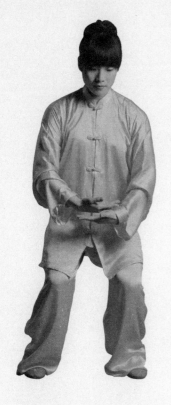 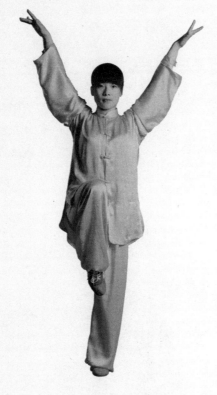

↑ 5.左脚再次向下落于右脚旁边，但这次是全脚掌着地，稍稍弯曲双膝；同时，两掌合于小腹前，掌心相对；眼睛看向身体的前下方。

↑ 6.将动作1~6重复一遍，但注意动作左右相反，换成左腿撑地，右腿向上抬高。

↑ 7.再将动作1~6重复一遍，两掌向身体侧前方举起，至与胸同高的位置，掌心向上；双眼平视前方。然后弯曲双手手肘，两掌内合下按，自然地下垂于身体两侧；眼睛依然看向前方。整个鸟飞一式到此结束。

练习时的注意事项

1.两臂经体侧向上举的动作，最好做得舒展一些，动作的幅度也要大一些，尽量展开胸部的两侧；两臂向下落时，则应该尽量挤压胸部两侧。

2.在"鸟飞"一式中，手臂起落的幅度要比屈伸双膝的幅度大，所以手臂的运动速度要稍微比脚的运动速度快一点，才能保证手脚同时起落。

3.在练习的动作的同时，还要与呼吸协调的配合，我们可以遵循"起吸落呼，开吸合呼"的呼吸规律，当两臂向上举时配合吸气，当两臂向下落时则配合呼气。

69 通利三焦调五脏

- 动作难度：★★☆☆☆
- 锻炼地点：家中、公园等较宽敞空间
- 锻炼时间：15分钟

【功 效】

根据五行学说，各脏腑之间有相生相克的关系，通俗点讲就是城门失火殃及池鱼的道理。比如一个人胃口不好，脾土受损会伤（克）及肾水，则易疲劳；肾水又伤(克)心火，则心气不足；心火又伤(克)肺金，则肺金虚弱；肺金又伤(克)肝木，则易怒无常；肝木再伤脾土，就这样形成了恶性循环，病情定会加重，这就是"五脏不和"。一个人只有内脏功能协调，也就是五脏相和，才能气通九窍，百病不生，身体才会通调健康。

这一动作的功能，正是通过调理三焦，来协调五脏之间的关系，使我们远离疾病、永葆健康的。所以，我们一定要好好练习收功！

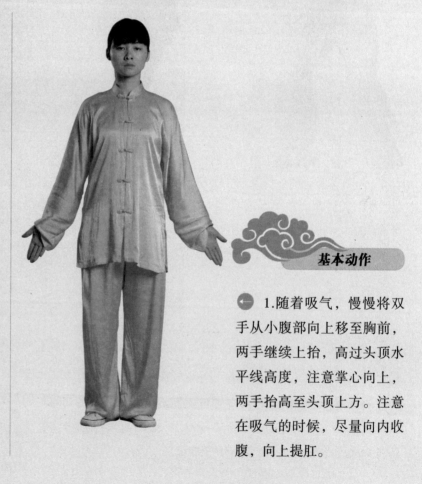

基本动作

1.随着吸气，慢慢将双手从小腹部向上移至胸前，两手继续上抬，高过头顶水平线高度，注意掌心向上，两手抬高至头顶上方。注意在吸气的时候，尽量向内收腹，向上提肛。

↓ 2.双掌下按至脸部前方，十指相对，下按至胸前，双手合十，静立片刻，继续降至小腹部时，将双手向两侧分开，再翻转掌心向上，回复到起式。

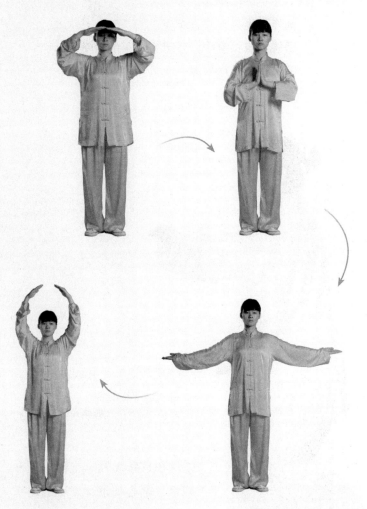

将上面的动作重复3次以后，将双手交叠，抚于下腹部，男士练功者抚于腹部左侧，女士练功者抚于右侧。如此引气归元，自然呼吸9次后，便可收功。

练习时的注意事项

1.吸气时，我们可以用意念暗示清气沿着督脉上升至上丹田，也就是头顶的百会穴处。呼气时，则要用意念暗示浊气尽出，清气沿着任脉下降至脐下小腹部。

2.在呼气时，还可以默念"嘻"字，它对应的也是三焦这个最大的一腑。配合起来练习，对于协调脏腑，疏通全身的气血，将起到事半功倍的效果。

3."嘻"字的读音是"xi"，属于牙音，在吐气发音时，舌尖要轻轻抵着下齿，嘴角略微向后并且上翘，槽牙上下轻轻咬合。呼气的时候，让气流从槽牙边上的空隙里经过，从而呼出体外。

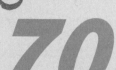

70 肾炎在慢运动中溜走

- 动作难度：★★☆☆☆
- 锻炼地点：家中、公园等较宽敞空间
- 锻炼时间：15分钟

【功 效】

1.双手在体前抱球时，能够调动手三阴、三阳经，使气血交融，滋养心肺二脏，对于维持心脏与肺部的健康极为有利。

2.虚步分手的动作，有利于调养肾脏，能够缓解慢性肾炎以及泌尿系统感染等症。

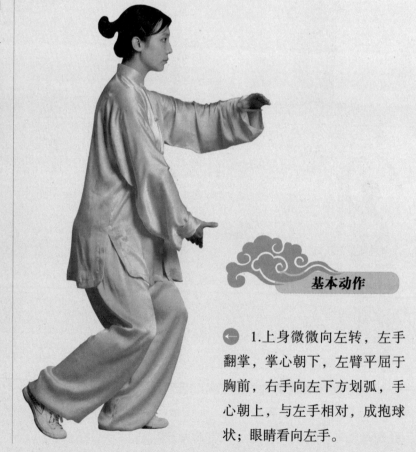

基本动作

1.上身微微向左转，左手翻掌，掌心朝下，左臂平屈于胸前，右手向左下方划弧，手心朝上，与左手相对，成抱球状；眼睛看向左手。

3.随后，左脚稍稍向前移动，以左脚尖点地，成左虚步；接着，上身稍微向左转，面向前方，两手随着上身的转动慢慢地向右上方、左下方分开，右手向上提停在头部的右侧，手心朝向左后方，左手落在左胯前，手心向下，指尖指向前方。

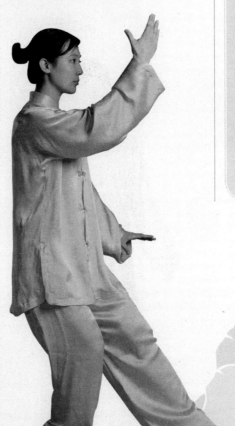

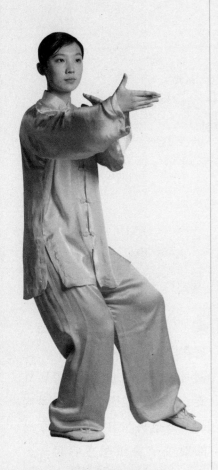

2.右脚跟进半步，上身向后坐，身体的重心移至右腿，上身先向右转，面向右前方，两手开始交错分开，右手上举，左手下落，眼睛看向右手。

练习时的注意事项

1.做这一式时，注意胸部不要向外挺出，要稍稍向内含胸。

2.两个手臂上下都要保持半圆形，手肘要稍微弯曲，不能伸得太直，同时左膝也要稍微弯曲。

3.身体重心向后移与右手上举、左手下落的动作要协调一致。

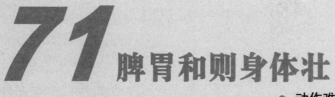

71 脾胃和则身体壮

● 动作难度：★★☆☆☆
● 锻炼地点：家中、公园等较宽敞空间
● 锻炼时间：15分钟

【功 效】

1.在这一动作中，左右上肢一松一紧地上下对拉，通过这种静力牵张的作用，可以牵拉腹腔，对于咱们脾胃中焦肝胆起到一定的按摩作用；与此同时，这套动作还可以刺激位于腹、胸胁部的相关经络以及背部俞穴，达到调理脾胃、肝胆和脏腑经络的作用。

2.这一锻炼动作，能够使脊柱里边各椎骨间的小关节和小肌肉都得到锻炼，从而增强脊柱的灵活性与稳定性，有利于预防和治疗肩、颈疾病等。

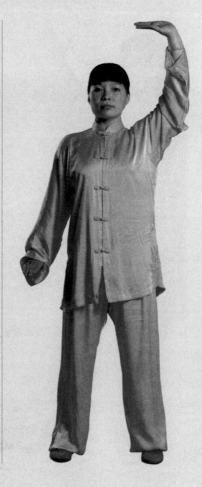

基本动作

1.原本微微弯曲的两腿，现在缓缓地挺膝，伸直；与此同时，左掌向上托举，左臂外旋，向上穿经面前，随之臂内旋上举至头左上方，注意手肘的肘关节要微微弯曲起来，力达掌根，掌心保持向上的方向，掌指要向右；同时，右掌微微往上托，随之臂内旋下，往下一直按到右髋的旁边，肘关节微微弯曲，力达掌根，掌心保持向下，掌指要向前，动作略停；眼睛要看向前方。

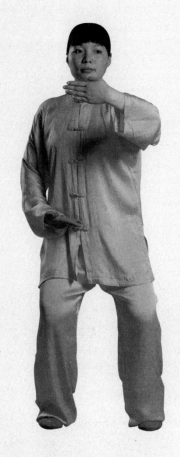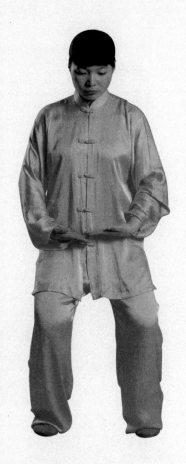

⬆ 2.腰部放松，髋部下沉，让身体的重心缓缓地往下降；两腿的膝关节微微弯曲；与此同时，左臂屈肘外旋，左手的手掌经过面前，一直下落到腹部前面，注意掌心要保持向上；右臂外旋，右掌向上，一直捧到腹部前面，两掌的指尖要相对，相距大约10厘米即可，掌心向上；眼睛仍然要看向前方。

本式一左一右为一遍，共做三遍。

第三遍最后一动时，两腿的膝关节微微弯曲；与此同时，右臂开始屈肘，右掌往下按，一直按到右髋的旁边，注意掌心要保持向下的方向，但掌指要向前；眼睛看向前方。

练习时的注意事项

1.当练习这一动作时，要注意力在掌根，上撑下按。为什么要提倡力在掌根呢？从咱们传统的中医理论角度来看，人的手上穴位是非常丰富的，比如手三阴、手三阳六经，都分别经过手掌部位。所以在练习时注意"力在掌根"，不仅是动作姿势的标准问题，更重要的是加强了手部练习，可以通过各个经络穴位，对五脏六腑都起到保健作用。

2.舒胸展体，拔长腰脊。这是一套对脊椎、腰椎非常有好处的动作，所以在练习时要注意伸展身体。

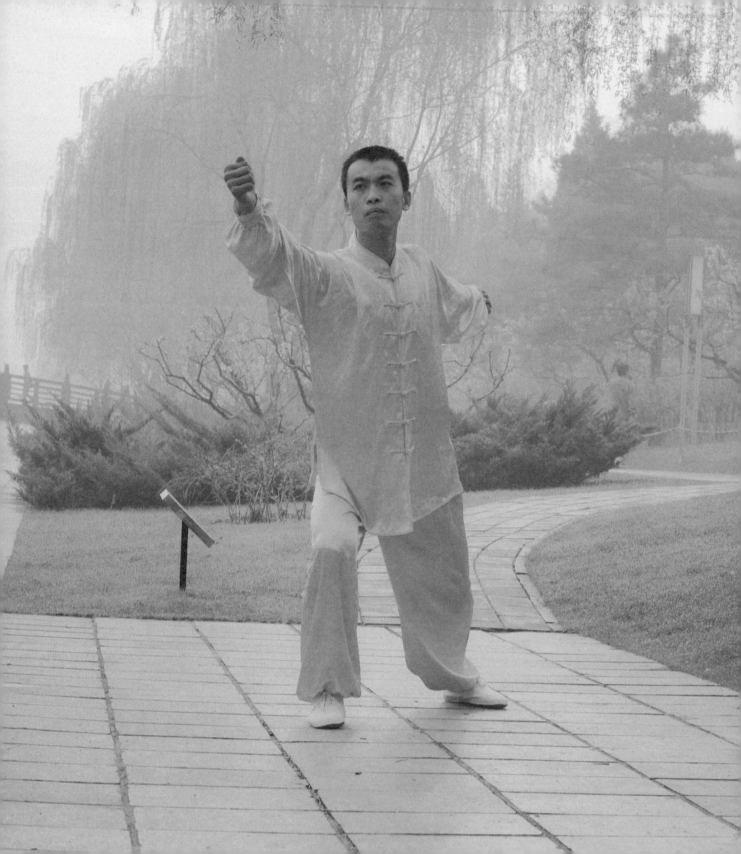

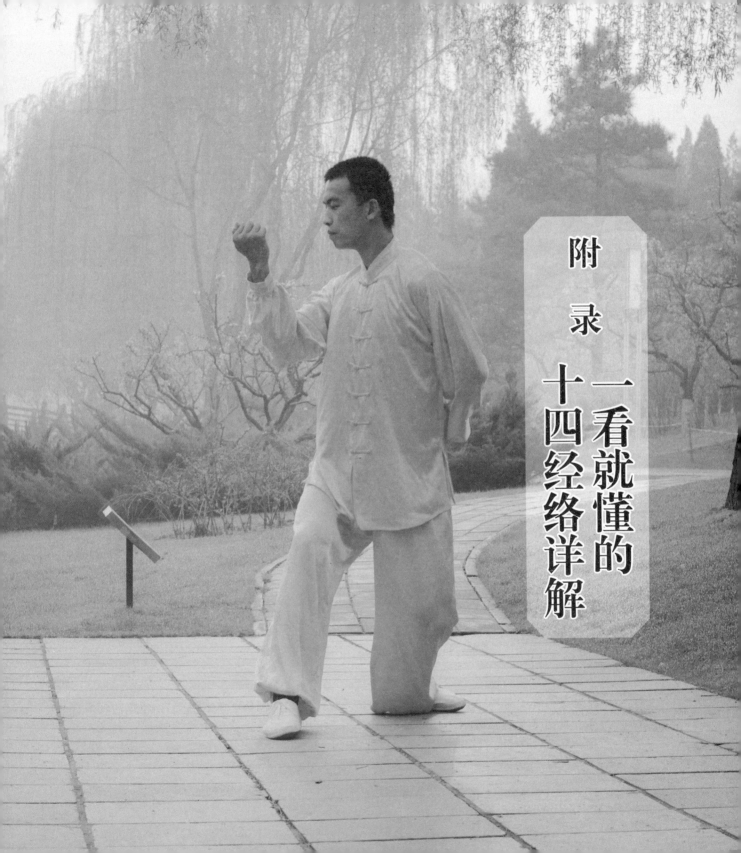

附 录 一看就懂的 十四经络详解

1 手太阴肺经

手太阴肺经
——与呼吸系统相关

作为十二经脉之一的手太阴肺经，属肺，主要功能是帮助肺气宣发，调理全身气血，是人体重要的经脉，它不仅能够反应肺脏的疾病，而且能够治疗和保健呼吸系统。手太阴肺经与手阳明大肠经互为表里关系。

相关病症

手太阴肺经主要联系着肺脏，因此这条经脉上的腧穴能够治疗咳喘、上气、烦心、咽喉痛等肺系疾病。手太阴肺经与大肠经相表里，肺病还可影响大肠，发生便秘、泄泻等疾病。

本经循行路线

手太阴肺经从胃部（中焦）开始，向下与大肠联络，再从大肠回来，沿胃的上口，向上通过膈肌，入肺脏。再从肺脏到喉咙部横出，走到腋窝下面，向下沿上臂的内侧，行于手少阴心经和手厥阴心包经的前面，向下到肘弯中，沿着前臂的内侧，到腕后桡骨茎突内侧边，从腕后（寸口）到大鱼际，沿着鱼际边缘，延伸于大拇指桡侧的末端。

它的分支，从腕后桡骨茎突的上方分出，向手背面到示指桡侧的末端。

手太阴肺经对应十二时辰

寅时（3～5时）

肺朝百脉

肺经旺 寅时睡得熟，色红精气足。

肝在丑时把血液推陈出新后，将新鲜血液提供给肺，通过肺送往全身。所以，人在清晨面色红润，精力充沛。

寅时，有肺病者反应最为强烈，如剧咳或哮喘而醒。

🌐 养生之道

此刻人体需要大量呼吸氧气，进行深呼吸，所以要求较深的睡眠。在这个时候，如果您咳醒的话，最好是喝杯温开水，能够缓解一下，还可以去肺燥。建议饮食多选择：白菜、梨子、豆腐、豆浆、牛奶。

肺经的主要穴位

中府、云门、天府、侠白、尺泽、孔最、列缺、经渠、太渊、鱼际、少商等。

云门
中府
侠白　天府
尺泽
孔最
列缺　经渠
鱼际　太渊
少商

手太阴肺经主治病症

虚症

皮肤免疫力下降，天寒手足冰冷、麻痹、咽喉干、咳嗽等。

实证

呼吸不畅、咽喉异常、胸闷、气喘、扁桃炎、咳嗽、肩背酸痛易患痔疮等

手太阴肺经

2 手厥阴心包经

手手厥阴心包经——保护心脏

古人认为心脏是人体最重要的内脏器官，心为神之主，脉之宗，心为五脏之大主，心主神明，心脏相当于人身体中的君主，素称"君主之官"。由此我们可以看出，心脏在人身体中有着相当重要的位置，起着重要的作用。

既然心脏这样重要，就需要保护。在心脏的外围有一层保护组织，叫心包。在中医理论上，心包就是心外面的一层薄膜，它是心脏外面的一层组织，能够保护心脏，阻止邪气入侵。

相关病症

手厥阴心包经是筑基于心包的一个独立的经络，手厥阴心包经多血少气，是十二经脉之中穴位最少的经脉，共9个穴位。手厥阴心包经，是人体一条重要的经络，心包所出现的病症与心是一致的，心主血脉，与面、目相通，如果心包火热炽盛，就会出现面赤、目黄现象。

手厥阴心包经对应十二时辰

戌时（19点至21点）—心包经旺

戌时护心脏，减压心舒畅；"心包为心之外膜，附有脉络，气血通行之道。邪不能容，容之心伤。"心包是心的保护组织，又是气血通道。心包经戌时最兴旺，可清除心脏周围外邪，使心脏处于完好状态。此时一定要保持心情舒畅：看书听音乐、或做SPA、跳舞、耍太极……放松心情，释放压力。

本经循行路线

手厥阴心包经起于胸中，浅出属于心包，过膈肌，经胸部、上腹、下腹络于三焦。

由胸部分出支脉1沿上臂前侧的手太阴肺经、手少阴心经间下行入肘横纹，向下走小臂两筋（桡侧腕屈肌腱与掌长肌腱）间入掌中，沿手中指桡侧出指末端。由掌中分出支脉2沿手无名指出指末端接手少阳三焦经。

🌏 按心包经的意义

按压心包经的关键：《黄帝内经》有言：心者，五脏六腑之大主，精神之所舍，其脏坚固，邪弗能容；……诸邪之在于心者，皆在心之包络，包络者，心之主脉也……

所以，欲治心病，要由心包入手，方为正途。

心包经的主要穴位

　　天池、天泉、曲泽、郄门、间使、内关、大陵、劳宫、中卫等。

手厥阴心包经主治病症

实证

　　心包发炎、胸闷、心痛、上脘异常、喜欢睡、心血管病变、易头昏、头痛等。

🔵 养生之道

　　现在是心包经运行的时间，心包经的虚症大多表现为润滑液分泌不足、心跳异常、气喘、失眠多梦、心悸亢奋、语言障碍、手掌发热等。心脏不好的人最好在这个时候敲心包经，效果最好。此刻应该给自己创造安然入眠的好条件。最好不要剧烈运动，否则容易失眠。所做的运动最好是散步。

　　建议食疗法：番茄、莲子、金针、红枣、苹果、葡萄、红茶、绿茶、花茶、番薯、土豆、鸡肉等。

天泉
天池
曲泽
郄门
内关　间使
大陵
劳宫
中冲

手厥阴心包经

3 手少阴心经

手少阴心经——保护心志

手少阴心经是十二经脉之一，简称心经。它主要分布在上肢内侧后缘，属于心。

手少阴心经是保护心志正常的经脉，它是心志正常的护卫者。

所谓的手少阴心经病症，是指手少阴心经经脉循行部位及心脏功能失调所表现出来的症状。心经气血过多时，会产生失眠、多梦、嬉笑症状，当心经气血过少时，就会出现反应迟钝、健忘等症。心经异常会出现心胸烦闷、疼痛、咽干、口渴、眼睛发黄、胁痛、手心热等症。

本经循行路线

手少阴心（脏）的经脉，起始于心中，出于心脏周围血管等组织（心系），向下通过膈肌，与小肠相联络。它的分支，从心系分出，上行于食道旁边，联系于眼球的周围组织（目系）。

另一条支脉，从心系直上肺脏，然后向下斜出于腋窝下面，沿上臂内侧后边，行于手太阴肺经和手厥阴心包经的后面，下行于肘的内后方，沿前臂内侧后边，到达腕关节尺侧豌豆骨突起处（锐骨骨端），入手掌靠近小指的一侧，沿小指的内侧到指甲内侧末端。

手少阴心经对应十二时辰

午时（11点至13点）—心经旺

午时一小憩，安神养精气；"心主神明，开窍于舌，其华在面。"心气推动血液运行，养神、养气、养筋。人在午时能睡片段，对于养心大有好处，中使下午至晚上精力充沛。

相关病症

手少阴心经支脉从心系上夹于咽部，心经有热则咽干；阴液耗伤则渴而欲饮；心之经脉出于腋下，故胁痛；心经循臂臑内侧入掌内后廉，心经有邪，经气不利，故手臂内侧疼痛，掌中热痛。心脉痹阻则心痛；心失所养，心神不宁，则心悸，失眠；心主神明，心神被扰，则神志失常。

心经的主要穴位

极泉、青灵、少海、灵道、通里、阴郄、神门、少府、少冲。

极泉
青灵
少海
灵道
阴郄　通里
神门
少府
少冲

本经一侧9穴(左右两侧共18穴)。其中8穴分布于上肢掌侧面的尺侧，1穴在侧胸上部。首穴极泉，末穴少冲。

手少阴心经

🌀 **养生之道**

此时是心经开穴运行的时间，我们饭后都想睡一会但是由于种种原因克制了这种欲望，如果有条件只要稍微的睡10分钟也会对我们的心脏有很大的帮助，也不要担心会发胖因为时间很短，还可以帮助肠胃蠕动减少负担。

另外在饮食上也可以选择对我心脏有益的食物，如饭前吃个番茄，水果可选苹果葡萄，茶水可选红茶、绿茶、花茶，其他还有红豆、番薯、金针、红枣、鸡肉等。

手少阴心经主治病症

虚症

胸闷、脸发红、四肢沉重、易疲倦、气血不良、胸痛、心悸亢奋、语言障碍等。

实证

呼吸不畅血液循环不良引起的头痛、口干口苦、掌心发热等。

4 手阳明大肠经

手阳明大肠经——传导之官大肠

手阳明大肠经是人体十二经脉之一，简称大肠经。

《素问·灵兰秘典论》："大肠者，传导之官，变化出焉"。大肠主津，如果津液运行正常，就会对肌肤起到光泽皮肤的功效。经常便秘的人，他的皮肤就会较正常人衰老得快，所以，让津液润养皮肤就要保证大肠经的正常代谢。

本经循行路线

手阳明大肠经，从示指末端桡侧起始，沿着示指桡侧上缘，出合谷两骨之间，上入两筋之中，沿前臂的桡侧上缘，进入桡侧外面，再沿上臂的外侧前面，走向肩关节的前上方，在肩背部同手太阳经的秉风穴交会后，向上出于第七颈椎棘突下，与督脉的大椎穴交会，再向锁骨上窝（缺盆）直入，向下和肺脏联络，又通过横膈，统属于大肠。

它的分支，从锁骨窝向上到颈部，通过面颊，入下牙床中，再回转来夹着嘴唇，经过足阳明经的地仓穴，然后交叉相会于人中穴。这样左边的经脉行到右边，右边的经脉行到左边，分别向上夹着鼻孔旁边。

手阳明大肠经对应十二时辰

卯时（5点到7点）——大肠经旺

卯时大肠蠕，排毒渣滓出；"肺与大肠相表里。"肺将充足的新鲜血液布满全身，紧接着促进大肠进入兴奋状态，完成吸收食物中的水分和营养、排出渣滓的过程。清晨起床后最好排大便。

大肠的功能

大肠的功能是接受小肠下注的浊物，吸收其中多余的水分，后将食物糟粕排出体外。

🌀 对应病症

若大肠的传导功能失调，则可见腹痛，肠鸣，泄泻，痢疾，便秘；手阳明大肠经络于肺，肺经过咽喉，若邪热循经上炎可见咽喉肿痛；又本经入下齿中，上挟鼻孔，故可见齿痛，鼻流清涕或出血。

大肠经多气多血，为阳气盛极经络，主治阳证实证，也能治发热病，与肺相表里。

大肠经的主要穴位

商阳、二间、三间、合谷、阳溪、偏历、温溜、下廉、上廉、手三里、曲池、肘髎、手五里、臂臑、肩髃、巨骨、天鼎、扶突、口禾髎、迎香。

手阳明大肠经主治病症

虚症

腹痛，腹鸣腹泻、大肠功能减弱、肩膀僵硬、皮肤无光泽、肩酸、喉干、喘息、宿便等。

实证

腹胀、易便秘、易患痔疮、肩背部不适或疼痛、牙疼、皮肤异常、上脘异常等。

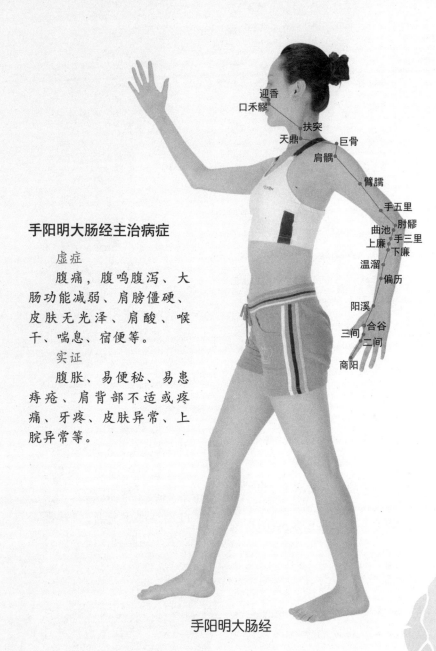

手阳明大肠经

本经一侧20穴（左右两侧共40穴），其中15穴分布于上肢背面的桡侧，5穴在颈、面部。首穴商阳，末穴迎香。

🌿 养生之道

赶紧起床，起床后喝杯温开水，然后奔进厕所把一天积攒下来的废物，都排出体外吧！不过上厕所不要太赶，很多老年人中风是因为这样引起的。我们不如休息10～20分钟清醒清醒头脑再去。建议饮食多选择：茄子、菠菜、香蕉、蘑菇、木耳、玉米、扁豆、豌豆等。

5 手少阳三焦经

手少阳三焦经——体腔器官

三焦不是一个体具体的器官，它就好像是人体的一个容器，将其他脏腑器官包裹起来，形成一个体腔。

三焦是上焦、中焦、下焦三焦所成立的。上焦由脖子根部开始直通心窝处，包含主要的呼吸系统和循环系统。中焦由心窝开始至肚脐为止，包含消化系统。下焦为肚脐以下部位，包含泌尿排泄系统。保持胸部及腹部的机能运转正常是三焦经的主要任务。三焦经的穴道于心包经中已有提及，而上焦的膻中、中焦的中脘、下焦的阴交都是调节机能的重要穴位。

本经循行路线

该经起自无名指侧端，上出于四、五两指之间，沿手背至腕部，向上经尺、桡两骨之间通过肘尖部、沿上臂后到肩部，在大椎穴处与督脉相会；又从足少阳胆经后，前行进入锁骨上窝，分布在两乳之间，脉气散布联络心包，向下贯穿膈肌，统属于上、中、下三焦。其分支从两乳之间处分出，向上浅出于锁骨上窝，经颈至耳后，上行出耳上角，然后屈曲向下至面颊及眼眶下部。另一支脉从耳后进入耳中，出行至耳前，在面颊部与前条支脉相交，到达外眼角。脉气由此与足少阳胆经相接。

手少阳三焦经对应十二时辰

亥时（21点到23点）—三焦经旺

亥时百脉通，养身养娇容。三焦是六腑中最大的腑，具有主持诸气，疏通水道的作用。亥时三焦能通百脉。人如果在亥时睡眠，百脉可得到最好的休养生息，对身体对美容十分有益。

此刻要保持心境平静。不生气，不狂喜，不大悲。如果你跟老婆夜里吵架，而且赌气很严重，夜里11点气都还没消，那你第二天一定精神萎靡不振。

三焦的功能

现代医学并无三焦这个名词。中医医学则言："司掌后天元气之源"。肾是人天赋"先天之气"的发源地，而三焦乃是人出生后，将经由食物而获得的"后天之气"吸收体内，并让其循环内脏的机能。

三焦经的主要穴位

关冲、液门、中渚、阳池、外关、支沟、会宗、三阳络、四渎、天井、清冷渊 消泺、臑会、肩髎、天髎、天牖、翳风、瘈脉、颅息、角孙、耳门、耳和髎、丝竹空。

本经一侧23穴（左右两侧共46穴），其中13穴分布于上肢背面的正中线上，10穴在颈、侧头部。首穴关冲，末穴丝竹空。

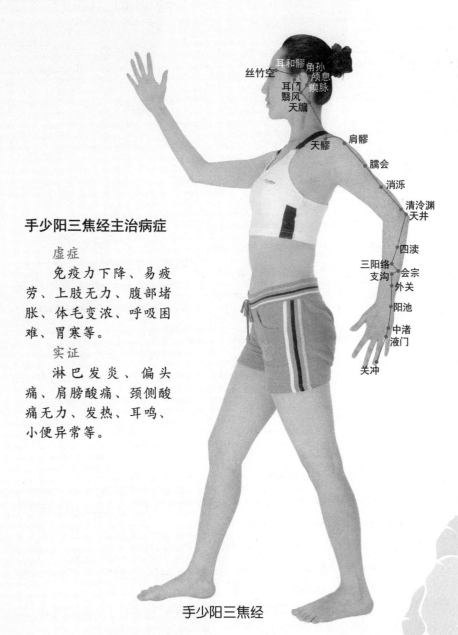

耳和髎 角孙
丝竹空 颅息
瘈脉
耳门
翳风 风
天牖
肩髎
天髎
臑会
消泺
清冷渊
天井
四渎
三阳络 会宗
支沟 外关
阳池
中渚
液门
关冲

手少阳三焦经

手少阳三焦经主治病症

虚症
免疫力下降、易疲劳、上肢无力、腹部堵胀、体毛变浓、呼吸困难、胃寒等。

实证
淋巴发炎、偏头痛、肩膀酸痛、颈侧酸痛无力、发热、耳鸣、小便异常等。

养生之道

百岁老人有个共同特点，即在亥时睡觉。现代人如不想此时睡觉，可听音乐、看书、看电视、练瑜伽，但最好不要超过亥时睡觉。

6 手太阳小肠经

手太阳小肠经——六腑之一

人体十二经脉之一，简称小肠经。

小肠是六腑之一，它的主要功能是接收从胃传过来的初步消化物。小肠连接胃，胃部的水分和固态物会进入小肠。小肠于肚脐以上附近的一个小洞，水分会由此流入膀胱，固态渣滓则进入大肠，而必要养分由脾膜所吸收。

小肠经在消化机能中占有相当重要的地位，小肠经的机能衰退，会使身体不调和，并出现各种不舒服的症状。如眼睛带黄，耳朵重听，脸颊、喉咙肿痛，上臂至肘部呈现麻痹、压迫疼痛的症状，头重、头痛的感觉。

本经循行路线

手太阳小肠（腑）的经脉，起于小指外侧末端，沿掌侧和背侧的交界线上向腕部，出于尺骨茎突中间，向上沿尺骨边缘，到肘尖尺骨鹰嘴和肱骨内，向上沿上臂外侧，出于肩关节后面，绕行于肩胛上下窝，在肩上与足太阳经交会于附分、大杼，并与督脉的大椎穴相交会，再向前进入锁骨窝中，人体腔与心脏联络，沿食道，过横膈，到达胃部，和任脉交会于上脘、中脘穴的深部，统属于小肠。其支脉则从缺盆上行，经过颈部到达面颊，至外眼角，再向后进入耳中。

它的另一条支脉，从面颊部分出，斜向眼眶下缘到达鼻根部的目内眦，与足太阳经交会睛明穴，同时横斜布于颧部。

手太阳小肠经对应十二时辰

未时（13点到15点）—小肠经旺

未时分清浊，饮水能降火；小肠分清浊，把水液归于膀胱，糟粕送入大肠，精华上输于脾。小肠经在未时对人一天的营养进行调整。如小肠有热，人会干咳、排屁。此时多喝水、喝茶有利小肠排素降火。

若小肠经有异常时，压迫后背腰部的小肠腧穴，会感觉到似乎有硬块。压迫此处真的发现有硬块时，可以刺激小肠经上的穴道，以减轻不适症状。小肠功能失调，就会引起腹胀、胀痛、呕吐、便秘等症状。

听宫
颧髎
天窗 天容

肩中俞　肩外俞
曲垣　　　秉风
天宗　　臑俞
　　　肩贞

小海

支正

养老
阳谷　腕骨
后溪　前谷

少泽

手太阳小肠经

手太阳小肠经主治病症

主治腹部小肠与胸、心、咽喉病症，某些热性病症，神经方面病症和头、面、颈、眼、耳病症以及本经脉所经过部位之病症。

小肠经的主要穴位

少泽、前谷、后溪、腕骨、阳谷、养老、支正、小海、肩贞、臑俞、天宗、秉风、曲垣、肩外俞、肩中俞、天窗、天容、颧髎、听宫。

本经一侧19穴（左右两侧共38穴），其中8穴分布于上肢背面的尺侧，11穴在肩、颈、面部。首穴少泽，末穴听宫。

🌀 养生之道

小肠经在运行的时间段，小肠亚健康多表现为：腹泻、吸收功能下降、易颈部疼痛、头部头痛、耳鸣、风湿等、如出现下腹部胀气或疼痛、易出汗和便秘、严重风湿病等现象那就要注意自己的身体。在饮食上可以多选择红豆、西瓜、南瓜、冬瓜、鸡肉等。

7 足阳明胃经

足阳明胃经——与消化系统相关

足阳明胃经是人体十二经脉之一，简称胃经。中医里说脾胃是人的"后天之本"，因为脾胃具备了整个消化吸收功能，是人体的能量源头。

由此可见，胃对于我们来说有多么重要，而辅助治疗肠胃等消化系统，神经精神方面病症，呼吸和循环系统某些病症，头面、口、牙、鼻、咽喉等器官病症，以及本经脉所经过部位的病症。

胃经有两条主线和四条分支，是人体经络中分支最多的一条经络。主要分布在头面、胸部和腹部以及腿的外侧靠前的部分。

本经循行路线

足阳明胃经是人体十二经脉之一，简称胃经，本经是一条非常长的经脉。本经起于鼻翼两旁迎香穴，夹鼻上行，至鼻根部，与足太阳膀胱经相交于目内眦，向下沿鼻柱外侧，入上齿中，还出，环绕嘴唇，在颏唇沟承浆穴处左右相交，退回沿下颌骨后下缘经下颌角上行过耳前，沿发际，到额前神庭穴。其下行支脉沿喉咙向下后行，左右交会并与督脉在大椎穴处相会，折向前行，入缺盆，深入体腔，下行穿过膈肌，属胃，络脾。其直行主干从缺盆出体表，沿乳中线下行，夹脐两旁旁开2寸，下行至腹股沟处的气街穴，沿大腿前侧，至膝膑，沿下肢胫骨前缘下行至足背，入足第二趾外侧端厉兑穴。另一分支从足背上冲阳穴分出，前行入足大趾内侧端，经气于隐白穴与足太阴脾经相接。

足阳明胃经对应十二时辰

辰时（7点到9点）—胃经旺

辰时吃早餐，营养身体安；人在此时段吃早餐最容易消化，吸收也最好。早餐可安排温和养胃的食品如稀粥、麦片、包点等。过于燥热的食品容易引起胃火盛，出现嘴唇干裂、唇疮等问题。不吃早餐更容易引起多种疾病。

主治肠胃等消化系统、神经系统、呼吸系统、循环系统某些病症和咽喉、头面、口、牙、鼻等器官病症，以及本经脉所经过部位之病症。

胃经的主要穴位

承泣、四白、巨髎、地仓、大迎、颊车、下关、头维、人迎、水突、气舍、缺盆、气户、库房、屋翳、膺窗、乳中、乳根、不容、承满、梁门、关门、太乙、滑肉门、天枢、外陵、大巨、水道、归来、气冲、髀关、伏兔、阴市、梁丘、犊鼻、足三里、上巨虚、条口、下巨虚、丰隆、解溪、冲阳、陷谷、内庭、厉兑。

本经一侧45穴（左右两侧共90穴），其中15穴分布于下肢的前外侧面，30穴在腹、胸部与头面部。首穴承泣，末穴厉兑。

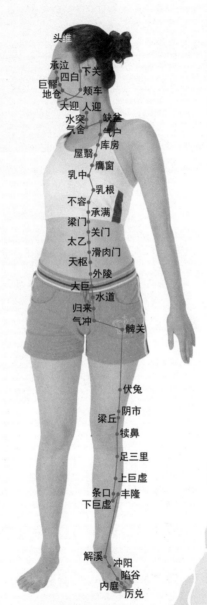

头维
承泣
四白   下关
巨髎   颊车
地仓
大迎   人迎
水突   缺盆
气舍   气户
库房
屋翳
膺窗
乳中
乳根
不容
承满
梁门
关门
太乙
滑肉门
天枢
外陵
大巨
水道
归来
气冲
髀关
伏兔
阴市
梁丘
犊鼻
足三里
上巨虚
条口   丰隆
下巨虚
解溪
冲阳
陷谷
内庭
厉兑

足阳明胃经

足阳明胃经主治病症

虚症

皮肤免疫力下降，天寒手足冰冷、麻痹、咽喉干、咳嗽等。

实证

呼吸不畅、咽喉异常、胸闷、气喘、扁桃炎、咳嗽、肩背酸痛易患痔疮等。

🌿 **养生之道**

此时要吃早餐。如果你不给它东西填饱，它就一直分泌胃酸。饿久了，就会有胃溃疡、胃炎、十二指肠炎、胆囊炎等危险！饭后一小时后按揉胃经可调节胃肠功能。

8 足少阳胆经

足少阳胆经——中正之官

胆经是人体的一条非常重要的经络，它能辅助胆功能正常运转。胆经从头走足，主要分布在头部侧面、躯干侧面、下肢外侧中间，属胆，络肝。

《黄帝内经》说，"胆者，中正之官，决断出焉。"胆经因为承受了大量的肝毒，很容易淤滞堵塞，进而影响到肝脏的毒素也无路可排，所以胆经需要经常加以疏通。敲胆经是增加了胆经的气血流量，及时缓解了肝脏的压力，从情志上讲它也会大大提高人决断的能力，让人更加自信、更加果敢。胆气虚则怯、气短，谋虑而不能决断。

本经循行路线

足少阳胆经起于目外眦，上至头角，下耳后，上行，经额部至眉上，折至风池穴，沿颈下行至肩，交会于大椎穴，前行入缺盆。

其分支：从目外眦分出，下行至大迎穴，行至目眶下，向下的经过下颌角部，下行至颈部，入缺盆后，深入体腔，穿过膈肌，络肝，属胆，沿胁里浅出气街，绕毛际，横向至环跳穴处。其直行主干从缺盆下行腋部，沿胸侧，下行至环跳穴处与前脉会合，再向下沿大腿外侧、膝关节外缘，行于腓骨前面，直下至腓骨下端，浅出外踝之前，沿足背行出于足第四趾外侧是窍阴穴。其分支从足背分出，前行出足大趾外侧端出来，然后返回大趾背，与足厥阴肝经相接。

足少阳胆经对应十二时辰

子时（23点至1点）—胆经旺

子时睡得足，黑眼圈不露；中医理论认为；"肝之余气，泄于明胆，聚而成精。"人在子时前入眠，胆方能完成代谢。"胆汁有多清，脑就有多清。"子时前入睡者，晨醒后头脑清晰、气色红润，没有黑眼圈。反之，常于子时内不能入睡者，则气色青白，眼眶昏黑。同时因胆汁排毒代谢不良更容易生成结晶、结石。

主治胸胁、肝胆病症、热性病、神经系统病症和头侧部、眼、耳、咽喉病症，以及本经脉所经过部位之病症。

胆经的主要穴位

瞳子髎、听会、上关、颔厌、悬颅、悬厘、曲鬓、率谷、天冲、浮白、头窍阴、完骨、本神、阳白、头临泣、目窗、正营、承灵、脑空、风池、肩井、渊腋、辄筋、日月、京门、带脉、五枢、维道、居髎、环跳、风市、中渎、膝阳关、阳陵泉、阳交、外丘、光明、阳辅、悬钟、丘墟、足临泣、地五会、侠溪、足窍阴。

本经一侧44穴（左右两侧共88穴）。其中15穴分布于下肢的外侧面，23穴在臀、侧胸、侧头等部。首穴瞳子髎，末穴足窍阴。

足少阳胆经

足少阳胆经主治病症

虚症

头昏、眼睛发黄、视力下降、皮肤灰暗、无光泽、体力差（休息不好压力大）等。

实证

偏头痛、胸口胀、口苦、易失眠、食欲缺乏、血压异常、力重是右上腹疼痛等。

🌸 **养生之道**

临床证明，心脏病患者大多数在夜间发病和死亡。家里如果有心脏病人，要加强观察，备好救心丸。这时要上床睡觉，有利于骨髓造血。凡在子时前入睡者，晨醒后头脑清晰、气色红润。

食疗法：花生、芝麻、核桃仁、葡萄、香蕉、番茄、莲藕、韭菜、木耳、螃蟹、鸡肉、牛肉、海带等。

9 足太阳膀胱经

足太阳膀胱经——排毒器官

膀胱经从头到足，主要分布在头背部、躯干部、下肢外侧后缘，属膀胱，络肾。足太阳膀胱经是十四经络中最长的一条经脉，也是人体最大的排毒通道。所有的排毒通道，最后都要归并膀胱经，如果要除身体内的毒素，膀胱经就必须保证畅通无阻。

🌏 养生之道

膀胱最活跃的时候，适合多喝水。要想尿尿，这个时候一定不要总是憋着，否则久了，就会有"尿潴留"等情况发生。即是说膀胱括约肌出现没有弹性的状况。刺激膀胱经上的穴位，即能缓和不舒服感。

本经循行路线

足太阳膀胱经起于眼内角，上走额至头顶。其支脉一，从头顶分出下到耳上方。支脉二，从头顶入脑内，返回至颈部，沿肩胛骨内侧，挟脊柱，下走腰部，从脊柱旁的肌肉进入体腔，联络肾脏，属膀胱。支脉三，向下通过臀部，进入腘窝中。支脉四，通过肩胛骨内缘向下，经过臀部，沿大腿后外侧，与腰部下来的支脉会合于腘窝中，然后由此向下通过腓肠肌，出外踝的后面，沿第五跖骨，至小趾外侧端，与足少阴肾经相接。

足太阳膀胱经对应十二时辰

申时（15点至17点）—膀胱经旺

申时津液足，养阴身体舒；膀胱贮藏水液和津液，水液排出体外，津液循环在体内。若膀胱有热可致膀胱咳，且咳而遗尿。申时人体温较热，阴虚的人最为突出。此时适当的活动有助于体内津液循环，喝滋阴泻火的茶水对阴虚的人最有效。

主治泌尿生殖系统、神经精神方面、呼吸系统、循环系统、消化系统病症和热性病，以及本经脉所经过部位的病症。

对应病症

此经脉发生异常时，会影响全身，而呈现各种症状。如头痛、头重、眼睛疲劳、流鼻血、鼻塞等症状会出现于头部。又会产生肩、背、腰、臀、胫等部的肌肉疼痛。容易发生骨关节痛、痔疮等。食物方面偏爱咸食。

足太阳膀胱经主治病症

虚症

耳鸣、健忘、尿频、腿酸、性欲减退、便秘、元气不足、易疲劳、骨质疏松，天寒手脚冰冷、脚气等。

实证

耳鸣、月经不调、口干舌燥、血压异常、小便量少、色深、浑浊、性欲减退、神经衰弱、足发热发汗、生殖器病变等。

本经一侧67穴（左右两侧共134穴），其中49穴分布于头面部、项部、和背腰部之督脉的两侧，余18穴则分布于下肢后面的正中线上及足的外侧部。首穴睛明，末穴至阴。

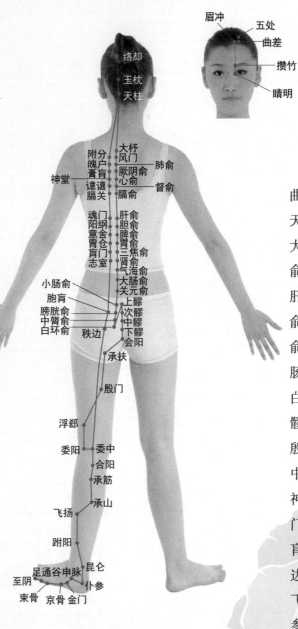

足太阳膀胱经

膀胱经的主要穴位

睛明、攒竹、眉冲、曲差、五处、承光、通天、络却、玉枕、天柱、大杼、风门、肺俞、厥阴俞、心俞、督俞、膈俞、肝俞、胆俞、脾俞、胃俞、三焦俞、肾俞、气海俞、大肠俞、关元俞、小肠俞、膀胱俞、中膂俞、白环俞、上髎、次髎、中髎、下髎、会阳、承扶、殷门、浮郄、委阳、委中、附分、魄户、膏肓、神堂、譩譆、膈关、魂门、阳纲、意舍、胃仓、肓门、志室、胞肓、秩边、合阳、承筋、承山、飞扬、跗阳、昆仑、仆参、申脉、金门、京骨、束骨、足通骨、至阴。

10 足厥阴肝经

足厥阴肝经——控制情绪

肝主疏泄，肝主藏血，主疏泄，属足厥阴经，少气而多血。每日丑时周身气血俱注于肝。它关系着人体气机的条畅，如果肝气疏泄失常，就会出现情志的异常变化。

肝血不足，不能上养头面，致面色晦暗；肝脉循喉咙之后，上入颃颡，上出额，其支者从目系下颊里，故病则咽干，肝经上行夹胃贯膈，下行过阴器抵少腹，故病则胸满、呕吐、腹泻，遗尿或癃闭，疝气或妇女少腹痛等。

建议饮食多选择

花生、芝麻、核桃仁、山楂、葡萄、香蕉、李子、番茄、莲藕、韭菜、木耳、牛肉、鸡肉、海带等。

本经循行路线

足厥阴肝经起于足大趾丛毛的边际，向上沿足背达内踝前一寸部位，向上与足太阴交会于三阴交穴，再由内踝上八寸部位同足太阴脾经交叉而走向脾经的后面，到达膝内缘，沿大腿内侧，折交足太阴经于冲门、府舍穴，分布于阴毛部位，绕过生殖器，到达小腹，和任脉交会在曲骨、中极、关元等穴，走向胃旁，统属于肝脏，与胆相联络，再向上过横膈，脉气布于胁肋部位，沿气管、喉咙的后面，向上入咽颃部，连接眼睛的周围组织（目系），再向上布于前额部，与督脉会合于头顶处。它的分支，从目系下向面颊里，环绕嘴唇内。

它的另一条分支，从肝脏分出，过横膈，布于肺脏。

足厥阴肝经对应十二时辰

丑时（1点至3点）——肝经旺

丑时不睡晚，脸上不长斑；中医理论认为："肝藏血。""人卧则血归于肝。"如果丑时不能入睡，肝脏还在输出能量支持人的思维和行动，就无法完成新陈代谢。所以丑时前未能入睡者，面色青灰，情志怠慢而躁，易生肝病，脸色晦暗长斑。

对应病症

怒伤肝，人一生气，便气淤积在人体上面，气血不往下走，按摩太冲和行间，可使气血往下，从生理上解郁散结。如果肝经有淤，在太冲穴周围基本上是有压痛点的。每天多按摩和泡脚，很有效果。

肝经的主要穴位

肝经最重要的穴位就是太冲和行间。大敦、行间、太冲、中封、蠡沟、中都、膝关、曲泉、阴包、足五里、阴廉、急脉、章门、期门。

本经一侧14穴（左右两侧共28穴），其中12穴分布于下肢内侧，其余2穴位于腹部及胸部。首穴大敦，末穴期门。

足厥阴肝经主治病症

虚症

易疲劳、视力减退、性功能减退、头晕眼花、皮肤枯黄等。

实证

肝火旺、脾气不好、头晕腰痛、月经失调、失眠、肋间神经痛等。

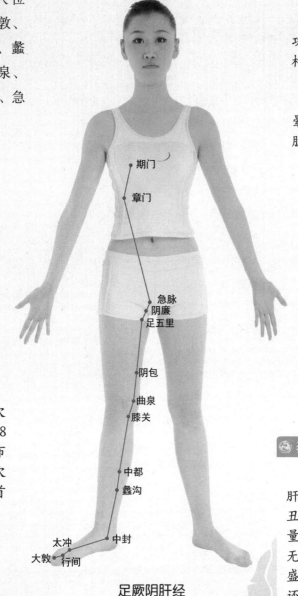

足厥阴肝经

期门
章门
急脉
阴廉
足五里
阴包
曲泉
膝关
中都
蠡沟
太冲　中封
大敦　行间

养生之道

必须进入熟睡状态，让肝脏得到最充足能量。如果丑时不入睡，肝还在输出能量支持人的思维和行动，就无法完成新陈代谢。虚火旺盛的人，在这个时候睡着，还能够降虚火。

11 足少阴肾经

足少阴肾经——调整先天之本

肾经从足走胸腹，主要分布在下肢内侧后缘，属肾，络膀胱。联系脏腑属肾、络膀胱、与肝、肺、心等脏腑有直接联系。

肾脏依现代医学而言，是掌管水分的调节，并具有将体内多余水分和代谢废物由膀胱排出体外的功能，但在中医医学的领域中，肾脏包含着生命的原动力，是生殖力的源泉。因此，和现代医学中的副肾机能很相近。副肾是小型的内分泌器官，是控制人体内脏机能的重要组织。

本经循行路线

足少阴肾经起于小趾的下面，斜向足底心，出于足舟骨粗隆（然谷穴），沿内踝的后面，分布脚中，从此向上，与足太阴经交会于三阴交穴，到腓肠肌内，向上到腘窝，再上达大腿内侧的后方，至尾骨端的长强穴，穿过脊柱里面，统属于肾，联络膀胱，并与任脉交会在关元、中极穴。

它的分支，从肾向上通过肝脏和横隔，进入肺，沿喉咙，布于舌部。

它的另一分支，从肺脏分出来，同心脏相联系，散布于胸中。

足少阴肾经对应十二时辰

酉时（17点至19点）—肾经旺

"肾藏生殖之精和五脏六腑之精。肾为先天之根。"人体经过申时泻火排毒，肾在酉时进入贮藏精华的阶段。此时不适宜太强的运动量，也不适宜大量喝水。

主治泌尿生殖系统、神经精神方面病症、呼吸系统、消化系统和循环系统某些病症，以及本经脉所经过部位的病症。

足少阴肾经异常会出现哪些病症

足少阴肾经一旦发生异常，会脸部皮肤带黑，失去光泽。口干舌燥，喉咙重痛。站起身时头晕、食欲减退，特别是心窝处有无力感；下痢、容易疲劳；背、脚内侧冰冷，脚底、脚尖发热，有倦怠感，腰痛、精力衰退；精神衰弱，做任何事都提不起劲。肾是健康、生命之源，但会随着年龄的增长而渐渐衰弱。若出现以上所述症状，刺激肾经上的穴位，以谋求症状的改善。

足少阴肾经主治病症

虚症

耳鸣、健忘、尿频、腿酸、性欲减退、便秘、元气不足、易疲劳、骨质疏松，天寒手脚冰冷、脚气等。

实证

耳鸣、月经不调、口干舌燥、血压异常、小便量少、色深、浑浊、性欲减退、神经衰弱、足发热发汗、生殖器病变等。

肾经的主要穴位

涌泉、然谷、太溪、大钟、水泉、照海、复溜、交信、筑宾、阴谷、横骨、大赫、气穴、四满、中注、肓俞、商曲、石关、阴都、腹通谷、幽门、步廊、神封、灵墟、神藏、彧中、俞府。

本经一侧27穴（左右两侧共54穴），其中10穴分布于下肢内侧面的后缘，其余17穴位于胸腹部任脉两侧。首穴涌泉，末穴俞府。

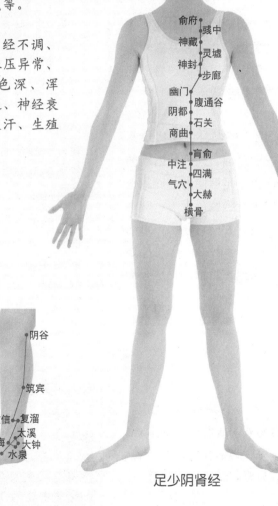

足少阴肾经

养生之道

对于肾功能有问题的人而言，在这个时候按摩肾经的穴位，效果最为明显。此时是肾经开穴运行的时间，在饮食上可以建议选择芝麻、香蕉、花生、海带、金针、韭菜、黄豆、木耳、螃蟹、乌贼、牛肉、羊肉、鸭肉、鸡肉、羊乳、番薯等。

12 足太阴脾经

足太阴脾经——调理后天之本

足太阴脾经和脾脏相关，中医医学里所谓的脾脏，以现代医学而言，是指胰腺的功能；和胃有深厚的关系，两者相互影响，以完成消化机能。其主要的机能是温暖五脏，并吸收运送胃部消化，完成之养分入五脏六腑，以生成身体需要的细胞。

本经循行路线

足太阴脾经脉起于足拇趾内侧的末端，沿拇趾内侧边缘掌侧和背侧的交界处，经第一趾跖关节突起的后面，向上到内踝前边，分布到小腿后，沿胫骨后缘，交叉浅出于足厥阴的前面，走上膝关节的内侧到达大腿内侧的前面，向上行到腹部深入，交会任脉于中极、关元、下脘等穴，统属于脾脏，并同胃联络，再向上交会足少阳经于日月穴，与足厥阴经相会于期门穴，通过横膈，行于食管的旁边，经手太阴经的中府穴连在舌根部，散布于舌下部位。

它的分支，又从胃部分出，另行通过横膈，脉气输注于心脏中。

脾经异常出现的症状

身体各种症状就会呈现出来。如心窝或胃附近会有重压感，出现疼痛、恶心、打嗝等现象。容易下痢或便秘，身体消瘦下去。尿量少，有时甚至完全无法排尿。脚部容易冰冷、水肿、身体有倦怠感。出现上述的症状，只要刺激经上的穴道，就能改善不适的症状。

足太阴脾经对应十二时辰

已时（9点至11点）—脾经旺

已时脾经旺，造血身体状；"脾主运化，脾统血。"脾是消化、吸收、排泄的总调度，又是人体血液的统领。"脾开窍于口，其华在唇。"脾的功能好，消化吸收好，血液质量好，所以嘴唇是红润的。唇白标志血气不足，唇暗、唇紫标志寒入脾经。

脾为后天之本

脾经失调主要与运化功能失调有关。中医认为脾主运化，为后天之本，对于维持消化功能及将食物化为气血起着重要的作用。

足太阴脾经主治病症

虚症

内分泌失调或分泌不足、胃弱、膝异常、易失眠、疲劳、食欲缺乏、大便异常、腹胀等。

实证

脾胃不和，消化吸收不好、易腹胀气打嗝、头疼、疲倦乏力、膝关节异常、排便异常等。

脾经的主要穴位

隐白、大都、太白、公孙、商丘、三阴交、漏谷、地机、阴陵泉、血海、箕门、冲门、府舍、腹结、大横、腹哀、食窦、天溪、胸乡、周荣、大包，共21穴，左右合42穴。

周荣 胸乡 天溪 食窦 大包 腹哀 大横 腹结 府舍 冲门 箕门 血海 阴陵泉 地机 漏谷 三阴交 商丘 大都 公孙 太白 隐白

足太阴脾经

🌐 养生之道

脾胃不和，消化吸收不好，脾虚会导致记忆力下降等。这段时间是我脾经开穴运行的时间，也是护脾最好的时间段，已经要吃中午饭了，有条件的建议在家做饭多选择牛肉、羊肉、猪肉、扁豆、番薯、马铃薯、豆腐、芹菜、玉米、大米等。水果可以选择苹果、橘子、柠檬、柳橙、等。茶水可以 选择绿茶、花茶、蜂蜜水等。

13 任 脉

任脉——总任一身之阴经

任，有担任，妊养的含义。它为"阴脉之海"。足三阴经在小腹与任脉相交，使左右两侧的阴经通过任脉而相互联系，因此，任脉对阴经有调节作用，故称"总任一身之阴经"。它起于胞中，有"主胞胎"的功能，与女子经、带、胎、产有密切的关系，总之它能调节月经，妊育胎儿，故称"任主胞胎"。

任脉主阴，易感寒邪，寒凝于脉，血行不畅，则脐下，少腹阴中疼痛；任脉固主血前之阴，阴凝寒滞，气血淤阻，则见男子疝气，女子带下症瘕积聚。

本经循行路线

任脉主要循行在人体的前正中线上，起于小腹胞中，下出会阴，向前上行经过阴毛部，沿腹部和胸部正中线上行，经过咽喉，到达下唇内，环绕口唇，上至龈交穴，与督脉相会，并向上分行至两目下。分支由胞中贯脊，向上循行于背部。正中线，其脉多次与手足三阴及阴维脉交会，能总任一身之阴经，故称："阴脉之海"。任脉起于胞中，与女子妊娠有关，故有"任主胞胎"之说。

任督两脉是十四经的"水库"

十二正经与奇经八脉就像是江河与水库的关系，奇经八脉可以储存调节十二经气血。十二经经气过盛时，奇经八脉会加大存储，疏通十二经，保证气血正常流通；十二经经气不足时，奇经八脉经气会自发补充到十二经循行中。二者相互协调，相互配合，维持人体经络系统的正常。

对应病症

任脉的病候，主要是关于下腹部、男女生殖器官及咽喉部的见症。"内结"或说"其内苦结"即指腹内结滞不通畅，凡疝气、阴部肿痛、痞块、积聚、小便不利或遗尿、痔疾等均属此类。

🌀 任脉相当于女性的性激素

任，有担任，妊养的含义，又是起于胞宫的，所以跟女子的生育功能有关，包括调节月经、孕育胎儿，为生养之本。"腹为阴，背为阳"，任脉与诸阴经交会，故又称"阴脉之海"。

任脉的循环路线和人体的生殖系统相对应，其重要的穴位（关元、气海），经常刺激这些部位，能调节人的性激素的分泌，促进性功能的发达。

任脉主治病症

虚症

虚证见皮肤瘙痒，气逆
则见咽干不利，这均与经络
循行相联系。其主治症还有
便泄、痢疾、咳嗽、咽肿、
膈寒、脘痛及产后诸疾。

实证

实证见腹痛。

🌐 养生之道

任脉经气不正常时，
症状主要出现在小肚子以
及生殖器官及咽喉部，例
如小腹胀满疼痛或者皮肤
瘙痒，阴部肿痛，老年前
列腺问题，小便不利或者
遗尿，以及慢性咽炎的肿
痛不适，还有老年人的满
口牙酸痛。因为任脉为
"阴脉之海"，与各阴脉
都有交会，所以刺激任脉
可以调节人体的阴经。

任脉的主要穴位

会阴、曲骨、中极、
关元、石门、气海、阴
交、神阙、水分、下脘、
建里、中脘、上脘、巨
阙、鸠尾、中庭、膻中、
玉堂、紫宫、华盖、璇
玑、天突、廉泉、承浆。

本经穴1名1穴，计24
穴，分布于面、颈、胸、
腹的前正中线上。主治
神经系统、呼吸系统、消
化系统、泌尿生殖系统病
症，以及寒性病症和本经
所经过之部位的病症。

承浆 廉泉 天突 华盖 玉堂 中庭 巨阙 中脘 下脘 神阙 气海 关元 曲骨
璇玑 紫宫 膻中 鸠尾 上脘 建里 水分 阴交 石门 中极

任脉

第一性保健大穴——关元

人体前正中线上，肚脐眼正下方四横指（拇指除外）就是关元穴了。

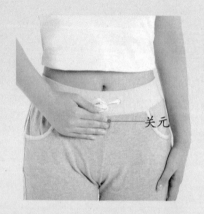

关元

关元穴，为男子藏精，女子蓄血之处。

此穴同时为任脉穴位、小肠募穴和足三阴会穴，所以对足三阴、小肠、任脉这些经行部位发生的病都有疗效，有培补元气、肾气，暖下元的作用，治病范围广泛，包括妇科的白带病、痛经、各种妇科炎症，男科的阳痿、早泄、前列腺疾病等。

人体性命之祖——气海（丹田）

古代医家十分重视丹田的作用，认为丹田之气由精产生，气又生精，神又统摄精与气。精是本源，气是动力，神是主宰。丹田内气的强弱，决定了人的盛衰存亡。气功中所谓"气降丹田"，其实就是腹式呼吸，将所吸入的氧气运至丹田深处并逐渐下降到小腹脐下，这时会感到有一团热气汇聚在丹田处，热气再往下沉至会阴间，这样的呼吸能使全身血液鼓荡，加速流通。

天天按一按

每天早上坚持用手掌揉气海，手掌那么大，不仅是气海，关元以及肚脐还有下面几个连着的穴位都可以一起按揉。保健养生效果特别好。

按摩气海穴

身体前正中线上，肚脐正中下1.5寸。可以先四指并拢取脐下三寸（关元穴），中点即是气海穴。

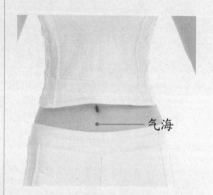

气海

本穴主治性功能衰退。对妇科虚性疾病，如月经不调、崩漏、带下，或者男科的阳痿、遗精，以及中风脱症、脱肛都有很好的防治作用，特别对中老年人有奇效。

古书记载气海穴为男性"生气之海"，也就是说它是精力的源泉。因此"气海"如果充实，则百病可治，永葆强壮。

人体命根子的大门——神阙（肚脐眼）

神阙在肚脐正中，就是我们平时说的肚脐眼儿。"神"是心灵的生命力，"阙"是君主所在城池的大门，所以神阙又有"命蒂"之称。

神阙是身体的一大要穴。首先脐是胎儿从母体吸收营养的途径，所以向内连着人身的真气真阳，能大补阳气；另外，它有

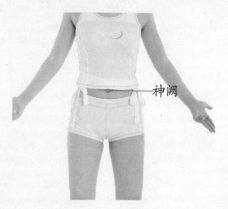

任、带、冲三脉通过，联系五脏六腑，所以如果各部气血阴阳发生异常变化，可以借刺激神阙来调整全身，达到"阴平阳秘，精神乃治"的状态。中医认为脐腹属脾，所以本穴能治疗脾阳不振引起的消化不良，全身性的阳气不足。

宽心顺气——膻中穴

膻中穴在前正中线上，两乳头连线的中点。

膻中穴是心包募穴（心包经经气聚集之处），是气会穴（宗气聚会之处），又是任脉、足太阴、足少阴、手太阳、手少阳经的交会穴，能理气活血通络，宽胸理气，止咳平喘。

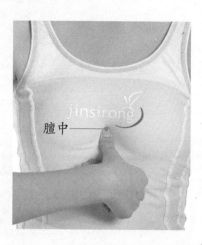

脾胃之疾，无所不疗——中脘穴

中脘在前正中线上，脐上四寸，即上身前面正中的骨头最下缘和肚脐眼连线的中点。

中脘虽然是任脉的穴位，但同时也是胃的募穴（募穴是脏腑之气直接输注的地方），还是腑会，所以对六腑（胃、大肠、小肠、胆、三焦、膀胱）的疾病尤其是胃病有很好的疗效。

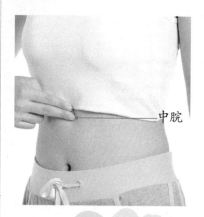

中脘穴的作用

健脾和胃，通腑降气。按揉中脘穴可以防治胃痛、腹痛、腹胀、反胃、恶心、呕吐、泛酸、食欲缺乏及泄泻等消化系统的胃肠功能紊乱。

14 督 脉

督脉——总领一身阳经

人体奇经八脉之一。督脉总督一身之阳经，六条阳经都与督脉交会于大椎，督脉有调节阳经气血的作用，故称为"阳脉之海"。主生殖机能，特别是男性生殖机能。

督脉对全身阳经起调节作用，因督脉主干经过头背部，与脑和脊髓都有密切联系，"脑为髓海"，"头为诸阳之会"，"背为阳"。

督脉的循行特点决定了它对全身阳气具有统率、督领的作用。它是诸阳之会，人体阳气借此宣发，是元气运行的通道。增强督脉气血供应，就能激发肾脏的先天之气，提升人的精、气、神。

本经循行路线

起于少腹下的会阴部，循着脊柱向上至项后风府穴处，入脑，上行颠顶，沿头额下达鼻柱；起于少腹胞中，下抵阴器，至会阴部，经尾闾骨端，由尾闾骨端分出，斜绕臀部，与足少阴从股内后廉上行的脉及足太阳的经脉相会合，再回来贯脊深入，属于肾脏；与足太阳经脉同起于目内眦处，经上额交会于头顶部，入络于脑，再分别下颈项，沿脊柱两旁下行至腰中，同肾脏联系；从少腹部直上，通过肚脐，向上连贯心脏，入喉部，上达面颊。环绕嘴唇，抵达目下的中央部位。

督脉的分支，与足太阳膀胱经同行，从目内眦（内眼角）上行到额，交会于巅顶，入络于脑；又退出下项，循行肩胛内侧，挟脊柱抵达腰中，络于肾脏。

督脉另一支从小腹直上，穿过肚脐中央，向上通过心脏，入于喉咙，上至下颌部环绕唇口，向上联络两目之下的中央。

督脉的络脉，从躯干最下部的长强穴开始，没着脊里面，散布头上，背部的分支从肩胛骨左右走向足太阳膀胱经。

🌐 养生之道——从掐人中（急救穴）说督脉

与"阴脉之海"任脉相对应的"阳脉之海"督脉。

督脉主要循行于人体后正中线以及头正中线上。就是顺着脊梁骨从一往上走，一直到嘴。脉气起于小腹内，与冲脉、任脉同源，出于会阴部。从尾骨沿着脊柱内上行，到后脑风府穴处进入脑内，联络脑。同时足厥阴肝经分支上头顶接通督脉，然后是任脉，就是前面提到的十四经的经气循环。

督脉的主要穴位

长强、腰俞、腰阳关、命门、悬枢、脊中、中枢、筋缩、至阳、灵台、神道、身柱、陶道、大椎、哑门、风府、脑户、强间、后顶、百会、前顶、囟会、上星、神庭、素髎、水沟、兑端、龈交。

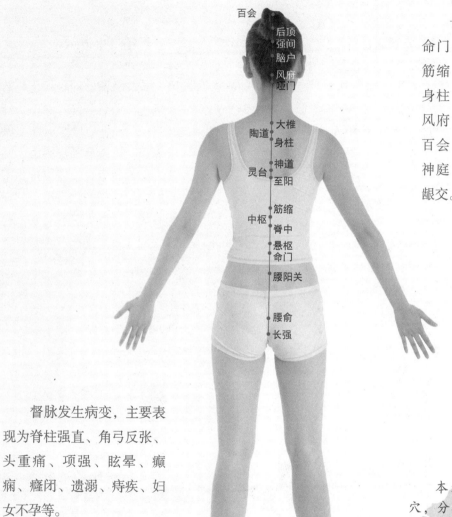

百会
后顶
强间
脑户
风府
哑门
大椎
陶道
身柱
神道
灵台
至阳
筋缩
中枢
脊中
悬枢
命门
腰阳关
腰俞
长强

督脉

督脉发生病变，主要表现为脊柱强直、角弓反张、头重痛、项强、眩晕、癫痫、癃闭、遗溺、痔疾、妇女不孕等。

本经穴，1名1穴，计28穴，分布于头、面、项、背、腰、骶部之后正中线上。主治神经系统、呼吸系统、消化系统、泌尿生殖系统、运动系统病症，以及热性病症和本经所过部位之病症。

督脉是总督——督促人体精、气、神

　　从字的表面含义上看，督脉的"督"字，有部督、督促的含义；从循行路线上看，督脉主要在背部，背为阳。这说明督脉对全身阳经脉气有统率、督促的作用，所以又有"总督诸阳"和"阳脉之海"的说法。督脉的功能可以概括为两点：

　　（1）"阳脉之海"当然要调节阳经气血。督脉多次与手足三阳经及阳维脉相交会，与各阳经都有联系，所以对全身阳经气血起调节作用。

　　（2）反映脑髓和肾的功能。督脉行脊里，入络脑，又络肾，与脑、髓、肾关系密切，可反映脑、髓、肾的生理功能和病理变化。肾为先天之本，主髓通脑，主生殖，故脊强、阙冷及精冷不育等生殖系统疾患与督脉有关。《本草纲目》称："脑为元神之府。"经脉的神气活动与脑有密切关系，所以督脉与人的神智、精神状态密切相关。脑是人的高级中枢，脊髓是低级中枢，而督脉的路线与脊髓有重复的地方。

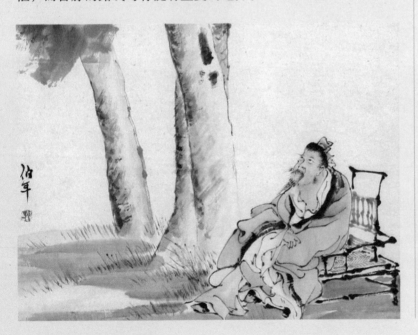

督脉异常人体易发生哪些疾病

　　督脉气血异常，人体主要发生的疾病是关于头脑、五官、脊髓及四肢的，如头风、头痛、头重、颈部发硬、头晕耳鸣、眼花、嗜睡、癫痫、腰背僵痛，还包括手足震颤、抽搐、麻木及中风。所以神志不清时刺激督脉的穴位可以"回阳救逆"，使人苏醒过来。督脉管理一身的阳气，推督脉就能温肾助阳。

　　督脉在阴部络男女生殖器及肛门，并在肛门后尾骨部与足太阳膀胱经和足少阴肾经会合。

　　从此走向看，督脉与足太阳膀胱经关系最密切，一个在后背正中，一个在其两旁，共同联系肾脏和脑。其次，督脉还与足少阴肾经和任脉联系，都与阴部、子宫、肾、心相关联。此外，督脉还与喉咙有关。

强腰补肾来壮阳——命门

命门在腰部后正中线上，第二腰椎棘突下的凹陷处，跟肚脐在同一水平高度，可以沿肚脐向后找，到了背后正中的棘突下面的凹陷就是了。

可以壮腰补虚，温补脾肾，可以治疗腰部虚冷疼痛、遗尿、腹泻、男性的遗精阳痿，以及女性虚寒性的月经不调、习惯性流产等。

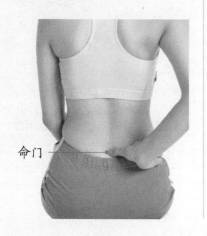

祛除头痛太轻松——风府

风府在后发际正中以上一横指的凹陷中，顺着脖子后面正中间向上摸，到脖子和头交接的地方有个凹陷的"坑儿"，就是了。

风府穴对外感风寒引起的头痛、头重等，以及高血压引起的头痛、眩晕，颈椎病引起的颈部神经、肌肉疼痛等都有作用。本穴是督脉穴，与脑相通，也可以治中风、癫痫等神志病。如果你有颈椎病或高血压，或者低头工作太久颈部酸痛、头晕眼花，或者不明缘由地突然普通法痛，试试点揉风府或胆经的风池穴，或者沿前额的神庭——头顶的百会穴——风府穴按揉，瞬间就能轻松许多。

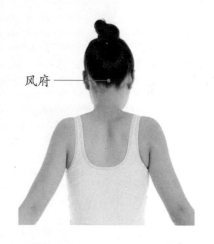

风府

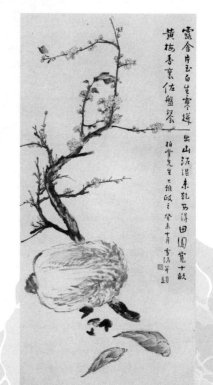

🌀 养生之道——按揉或艾灸督脉是养肾壮阳之道

每天花3分钟用手掌来回擦命门，直到有一股热感透过皮肤向里渗透为止，这种擦法其实连膀胱经的穴位也一起刺激了，效果更好。如果再加上摩揉任脉的关元、气海，最多一个月，就会有很好的效果。

降压不健忘，提升阳气——百会

将大拇指插进耳洞中，两手的中指朝头顶伸直。然后，做环抱头顶，两手手指按住头部。此时，两手中指指尖相触之处，就是百会穴。用指施压，会感到轻微的疼痛。

百会有"三阳五会"之称，即足三阳经与督脉、足阙阴肝经的交会穴，是人体阳气汇聚的地方。

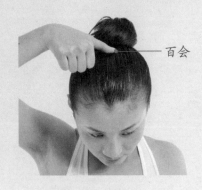

百会

其功能是开窍醒脑，回阳固脱，升阳举陷。主治头痛、眩晕、中风失语、癫狂、泄泻、健忘、不寐、阴挺等。现在治疗中风、记忆力下降等老年病时都要选百会穴。

安神醒脑不眩晕——神庭

神庭在前发际正中直上0.5（一寸为一横指）。

用两手的示指或者中指的指肚交替从印堂穴向上推至神庭，并在印堂和神庭上加重力度点按，可以宁神定志，治疗失眠、心悸，缓解疲劳。

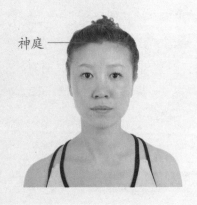

神庭

像工作久了头昏脑涨，从印堂到神庭向上推几次，马上就缓解，整个头都会感到轻松得不得了。坚持每天睡前揉上20次，像什对多梦、失眠效果都很好。

办公室的保健穴——足三里

足三里在小腿外侧，约在外膝眼下三寸，小腿骨外一横指，按压起来有酸胀感，但不会发麻。

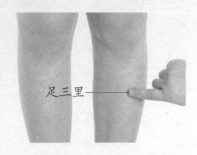

足三里

办公室一族最适合叩打足三里。古人习惯以艾灸此穴来防胃病、呕吐、腹泻、痢疾、便秘等消化系统疾病以及癫狂等神志病。

养生之道——百会其他妙用

（1）降血压。手掌紧贴百会穴呈顺时针旋转，每次做36圈，可以宁神清脑，降低血压。

（2）美发。将示指或中指按压在百会穴上，逐渐用力深压捻动或做轻柔和缓的揉动，然后用空拳轻轻叩击百会穴，每次进行3分钟。可促进血液循环，增强头皮抵抗力，减少脱发断发。